Die Heil- und Pflegeanstalten für Psychisch-Kranke in Deutschland, der Schweiz und den benachbarten deutschen Ländern.

Von

Dr. Heinrich Laehr.

Mit colorirter Karte.

Berlin.
Druck und Verlag von Georg Reimer.
1875.

Der

Gesellschaft für Natur- und Heilkunde

in Berlin

in dankbarer Verehrung

am 1. December 1874 gewidmet.

V o r r e d e.

Im Jahre 1865 veröffentlichte der Unterzeichnete zum letzten Male eine Uebersicht über die Irrenanstalten Deutschlands *). Seitdem ist ein Decennium vergangen, und bei der raschen Entwickelung, welche jede Disciplin in der Gegenwart nimmt, schon dadurch der Wunsch gerechtfertigt, eine solche Arbeit zu wiederholen. Es mahnt um so mehr dazu, als während dieser Zeit sich eine politische Neugestaltung Deutschlands vollzog, welche nicht vorübergehen konnte, ohne in alle Verhältnisse tief einzugreifen. Auch die statistischen Verhältnisse sind dadurch andere geworden und es galt die gegenwärtigen festzustellen, um für die Zukunft vergleichende Werthe zu gewinnen.

Dem Verfasser lag der Wunsch nahe, der Arbeit eine grössere Ausdehnung als das vorige Mal zu geben. Es ist eine nunmehr durch viele Beobachtungen constatirte Thatsache, dass auch die Psychopathien, obwohl sie als Gehirn-Krankheiten auf einer gleichen pathologisch-anatomischen Grundlage in allen Ländern beruhen, innerhalb gewisser Grenzen eine nationale Uebereinstimmung haben. Entsprechend den eigenthümlichen Verhältnissen, wie sich die psychischen Vorgänge in den verschiedenen Völkerschaften nach ihren Racen im normalen Zustande auslösen, lag die Muthmaassung nahe, dass auch diejenigen Veränderungen, welche als Krankheitsproducte auf materiellem Boden zur Erscheinung kommen, manche besondere Formen darbieten — und es liegen nunmehr genügend Be-

*) Allg. Zeitschr. f. Psychiatrie. 1865. Supplement.

obachtungen vor, welche diese Muthmaassung bestätigen. Ich beschränke mich in meiner Arbeit auf die germanische Race und fasse auch von dieser zunächst nur die Anstalten des deutschen Sprachgebiets zusammen, einmal weil die Aerzte desselben sich enger an einander geschlossen haben, und das andere Mal, weil die socialen, politischen und klimatischen Verhältnisse auch in ihrem Anstaltsleben einen gemeinsamen Typus gewonnen und auf die öffentliche und private Fürsorge einen übereinstimmenden Einfluss ausgeübt haben. Die steten Beziehungen der Aerzte untereinander liessen überdies die Möglichkeit zu, den Mittheilungen eine grössere Zuverlässigkeit zu geben, worauf es gerade bei einer Arbeit, welche einen practischen Nutzen gewähren soll, am meisten ankommen musste.

Wir haben allerdings im Laufe des letzten Jahres zwei verdienstvolle Arbeiten über einen ähnlichen Gegenstand von Dr. Mendel*) und Dr. Guttstadt**) gehabt, aber Jenem kam es bei dem Zweck seiner Schrift nur auf die Verhältnisse Preussens an und diesem stand das statistische Material nur aus Preussen ohne die neueren Provinzen in dem statistischen Büreau zur Hand, von dem er selbst bedauert, dass so manche Anstalten daraus nicht zu ermitteln waren.

Wenn ich auf dem Titel die Bezeichnung „Irrenanstalten“ weggelassen und dafür „Heil- und Pflegeanstalten für Psychisch-Kranke“ gewählt habe, so geschieht dies nicht aus dem Wunsche, eine gangbare Bezeichnung durch eine neue nur aus Neuerungssucht ersetzen oder ihr einer falschen Sentimentalität zu Liebe einen milderen Ausdruck geben zu wollen, sondern aus der

---

*) E. Mendel, die Irrenverhältnisse Englands und Preussens. Arch. f. Psych. 1874.

**) A. Guttstadt, die Geisteskranken in den Irrenanstalten während der Zeit von 1852 bis 1872, und ihre Zählung vom 1. Dec. 1871 nebst Vorschlägen zur Gewinnung einer deutschen Irrenstatistik nach amtlichen Quellen. 1874.

tiefen Ueberzeugung, dass dieser Name auf die früheren Verhältnisse wohl passte, wo die Irrenanstalten nur Irre aufnahmen, aber nicht mehr auf die jetzigen, wo die früheren Stadien der Krankheit, welche als die grosse Gruppe der Gemüthskrankheit bezeichnet werden, ein grosses Contingent in den Anstalten sind und den Charakter derselben wesentlich umgeändert haben, seitdem die Aerzte dieselben als ihre Domaine beanspruchen und Ruhe und Ordnung mit ihrem Wirken darin eingekehrt sind. Die Zahl derjenigen Anstalten, in welche der befruchtende Geist der Neuzeit noch wenig eingegriffen hat, ist auf dem Aussterbe-Etat begriffen. Was früher begründet war, ist es jetzt nicht mehr und doch, wie schwer sind die Irrthümer auszurotten und welche traurigen Resultate haben diese Vorurtheile zur Folge! Es ist eine von allen Beobachtern anerkannte Wahrnehmung, dass die Heilung der Psychopathien mit der Dauer derselben in überraschend schneller Weise abnimmt und dass während eine geeignete ärztliche Behandlung im ersten halben Jahre die meisten Kranken wieder herstellt, schon im zweiten halben Jahre die Zahl der Genesungen geringer wird und progressiv fällt. Der Namen „Irrenanstalt“ erweckt in der Regel im Kranken nicht nur Schrecken, sondern bestimmt deren Angehörige, erst einen tiefen Verfall der geistigen Kräfte abzuwarten, ehe sie aus Noth zu diesem Hilfsmittel greifen, anstatt sie als Heilmittel zu betrachten, deren Benutzung schmerzlich genug ist, zu denen sie aber vertrauensvoll greifen sollen, wenn die ärztliche Behandlung in der Familie selbst nicht bald zum gewünschten Ziele führt. Nicht nur zur Sicherung, sondern grösseren Uebeln vorzubeugen ist jetzt die wesentliche Aufgabe der Heilanstalten und wenn erst die Staaten überall zur klaren Erkenntniss gekommen sind, dass nicht nur humane sondern auch finanzielle Zwecke dadurch erreicht werden, werden bald auch überall die Anstalten an Form und Inhalt den noch gebräuchlichen aber oft genug gemissbrauchten Namen vergessen machen. Dass er nicht blos die Scheu vor den Anstalten unterhält, sondern auch oft genug bei der Behandlung Einzelner verletzend die ärztliche Behandlung wesentlich stört, darüber wird jeder Hospitalarzt genügende Beispiele liefern können.

Der Unterzeichnete, welchem es bei seiner Arbeit darauf ankommen musste, alle Hilfsmittel, welche durch Krankenhäuser ihren Ausdruck finden, zur Kenntniss zu bringen, hatte manche Hindernisse für die Vollständigkeit zu überwinden, weil eben diejenigen, welche es sich zur Aufgabe machten, nur für gewisse Formen von Psychopathien Einrichtungen zu treffen, sich gegen diese Bezeichnungen „Irrenanstalten" sträubten, während es den Lesern doch darauf ankommen musste, in diesen Blättern auch den Nachweis einer Hilfe zu finden, die jedem besonderen Falle sich anpasste. Und welche Mannigfaltigkeit schon jetzt vorhanden ist, wird der wahrnehmen, der diesen Blättern Aufmerksamkeit widmet. Vergleicht man die Fürsorge des jetzigen Jahres mit der im Jahre 1865 mitgetheilten — um wie viel zahlreicher sind nicht nur die Anstalten geworden, um wie viel besser sind sie es auch! Die Zahl der Hospital-Aerzte ist fast um das Doppelte gestiegen. Die grossartigen Opfer, welche einzelne Corporationen gebracht, deuten darauf hin, dass mit den Fortschritten in der psychischen Heilkunde auch Männer sich finden, welche die ärztlichen Resultate zu verwerthen für eine dringende Aufgabe des Staates halten.

Die nachfolgenden Blätter wünschen ferner als ein Material angesehen zu werden, aus welchem eine Reihe von Fragen, betreffs der Statistik, Verwaltung und Geschichte des Irrenwesens Beantwortung finden und die Lücken offenbaren, deren Ausfüllung noch viele Kräfte beansprucht.

Dass die Schweiz in den Bereich der vorliegenden Schrift aufgenommen ist, wird dem Leser von hohem Interesse und lehrreich sein. Kaum ist ein anderes Land vorhanden, welches in so engem Raume so mannigfache Formen in der Fürsorge für die Kranken bietet. Neben prächtigen Anstalten mit den neuesten Fortschritten der Technik erbaut und vom rationelsten ärztlichen Geiste geleitet, existiren noch Gebetsheilanstalten, neben Cantonen, wo über die Hälfte aller Kranken Aufnahme finden, liegen Cantone, in denen noch gar keine Anstalt in Wirksamkeit getreten ist. Die Irrencolonien haben dort schon seit einem Jahrhundert Eingang gehabt. Ein Privatmann erbaute für seinen Canton auf eigene Kosten eine der schönsten Anstalten und dotirte sie aus eigenen Mitteln!

Während in den früheren Arbeiten von psychiatrischen Kliniken nur wenig berichtet werden konnte, finden wir jetzt, dass bei den meisten Anstalten in der Nähe der Universitäten auch die Psychiatrie als klinischer Lehrgegenstand Eingang gewonnen hat. Es muss dies nicht nur der Wissenschaft zur Förderung gereichen, sondern es kann dies auch dem Publikum zum Troste dienen, welches zunächst seine Kranken den Hausärzten anvertraut und von ihnen den Zeitpunkt bestimmen lassen muss, wann das Krankenhaus helfend eingreifen soll. Ja die Universitäten erkennen schon die Nothwendigkeit, sich unabhängig von den Landesanstalten zu machen, um ein Lehrmaterial zu gewinnen, welches ihren Zwecken nicht nur besser entspricht, sondern auch den Lehrenden von weniger nöthigen Arbeiten entlastet und ihnen zweckentsprechendere auferlegt. Den klinischen Unterricht werden allerdings die Landesanstalten mehr als in anderen Disciplinen der Heilkunde vervollständigen müssen, aber auch dafür finden wir in der Mehrzahl der Anstalten Fürsorge getroffen. Wenn es schon ein Vorzug der deutschen Anstalten vor denen aller anderen Staaten ist, dass sie den Kranken die zahlreichste ärztliche Hilfe gewährt, so hat die Einrichtung nicht wenig dazu beigetragen, dass in den meisten Anstalten, so in allen Preussischen, den Volontairärzten freie Aufnahme zugesichert ist, während die Regierung durch bestimmte Gehälter alle unterstützt, welche über die für die Ausführung der Geschäfte nothwendige Zahl als Hilfsärzte eintreten.

Leider hat die Fürsorge für Erziehung und Pflege schwachsinniger Kinder nur in verhältnissmässig wenigen Anstalten Ausdruck gewonnen! Wir müssen uns mit der Erwartung trösten, dass die Staaten, denen zunächst die Heilbaren am Herzen liegen, bald die Finanzkräfte für genügend halten werden, um zunächst den Erziehungsanstalten, dann den Pflegeanstalten der von Geburt an Schwachsinnigen eine grössere Aufmerksamkeit zuzuwenden. Das Gesetz, dass jeder Deutsche dem Schulzwange unterliege, würde dadurch auch diesen Unglücklichen Gerechtigkeit widerfahren lassen!

Die beiliegende Karte ist bestimmt, einen raschen Ueberblick über die zur Zeit vorhandene Fürsorge zu gewähren und den Reisenden, welche — und zwar sehr im Interesse der Anstalten selbst — ihnen ihre Aufmerksamkeit zuwenden, nicht nur zur leichteren Orientirung zu verhelfen, sondern auch die Neigung zu solchen Reisen zu vermehren, ein erhebliches Hilfsmittel, den Geist in den Anstalten regsam zu erhalten.

Indem ich dieser Gabe eine wohlwollende Beachtung wünsche, erfülle ich freudig eine Pflicht, indem ich allen Herren Kollegen und den Vorständen von Anstalten, welchen ich so manches Mal durch meine Anfragen lästig geworden sein mag, den herzlichsten Dank abstatte für die Bereitwilligkeit, mit welcher sie meinen Bitten nachkamen. Wenn diese Blätter Dank finden, so gebührt er in erster Reihe Ihnen. Jede fernere Berichtigung wird mir willkommen sein.

Asyl Schweizerhof, den 26. November 1874.

Heinrich Laehr.

Inhalt*).

A. Verzeichniss der Heil- und Pflege-Anstalten in Deutschland, der Schweiz und den deutschen Ländern Oesterreichs und Russlands.

1) Verzeichniss der Heil- und Pflege-Anstalten für Psychisch-Kranke.

*) Die öffentlichen Anstalten sind mit einem * bezeichnet.

2) Verzeichniss der Erziehungs- und Pflege-Anstalten für von Geburt an Schwachsinnige.

3) Verzeichniss der Heil- und Pflege-Anstalten für Epileptische.

B. Verzeichniss der einzelnen Länder Deutschlands, der Schweiz und der deutschen Länder Oesterreichs und Russlands nach der in ihnen vorhandenen Fürsorge für die Psychisch-Kranken u. von Geburt an Psychisch-Schwachen in geographischer Ordnung.

Nachtrag.

A.

Verzeichniss

der Heil- und Pflegeanstalten in Deutschland,
der Schweiz und den deutschen Länlern
Oestreichs und Russlands

in alphabetischer Ordnung.

Aachen (Rheinprovinz).

1. Alexianer-Anstalt (Kloster) in Aachen. Privat-Heil- und Pflegeanstalt für Männer, selbständig, für den Stadtbezirk Aachen.

Direction: der Vorsteher der Alexianerbrüder, Clemens Wallrath, und die beiden Aerzte Dr. Frank und Dr. Capellmann.

Behörde: Armen-Verwaltung der Stadt Aachen und Kgl. Regierung. — Station Aachen.

Bestand Anf. 1874: 100 Männer.
Verpflegte . . . 1873: 146 M.
Aufgenommen. „ 67 M.
Entlassen . . . „ 37 M.
Gestorben . . . „ 9 M.

Angestellt: 2 Aerzte und 20 Alexianerbrüder.

Besteht seit 1396. Nur arme Kranke kommen in die Anstalt, die vermögenden gehen zum Theil in die Alexianeranstalt Mariabrunn oder nach auswärts. Die Kranken werden gegen festen Pflegesatz von 8 Sgr. pro Tag und Kopf, von 1874 ab von 10 Sgr. für Rechnung der städtischen Verwaltung verpflegt.

2. Annunciatenhaus, öffentliche Pflegeanstalt für den Stadtkreis Aachen, selbständig.

Dirig. Arzt: Stadtphysikus Geh. Sanitätsrath Dr. Schervier. Die Anstalt wird unter Aufsicht der Armenverwaltung und des Anstaltsarztes von den barmherzigen Schwestern geleitet.

Behörde: Aachener Armenverwaltung. — Station Aachen.

Bestand Anf. 1874: 88 Frauen.
Verpflegt. . . . 1873: 135 Fr.
Aufgenommen . „ 46 Fr.

Entlassen als geheilt 1873: 36 Fr.
Gestorben ...... „ 11 Fr.

Ausgaben: 10451 Thlr. (für Angestellte und deren Verpflegung 2657 Thlr., für Verpflegung der Irren 7793 Thlr.). — Ohne Pensionsberechtigung.

Seit 1801. Bis dahin ein Kloster, welches von Napoleon der Stadt zur Einrichtung einer Irren- und Correctionsanstalt geschenkt wurde. Die Insassen der Correctionsanstalt sind seit 1818 aus der Anstalt entfernt.

Alexandershöhe (bei Riga, Ostseeprovinzen).

Die „wohlthätigen Anstalten zu Alexandershöhe" bei Riga, bestehend aus 1. Irrenhaus, 2. Lazareth für somatisch Kranke und 3. Siechenhaus, Heil- und Pflegeanstalt mit separirten Gebäuden und Gärten für die Irren, für die Provinz Livland, zu Russland gehörig.

Director: Staatsrath Dr. Gehewe, Hilfsarzt Dr. Westermann.

Behörde: Allerhöchst verordnetes livländisches Collegium der allgemeinen Fürsorge, Ministerium des Innern. — Station Alexandershöhe, Riga-Mühlgrabener Eisenbahn.

Bestand an Irren Anf. 1874: 74 (31 M. 43 W.)
Verpflegt .... 1873: 140 (68 M. 72 W.)
Aufgenommen ...... „ 46 (23 M. 23 W.)
Entlassen .... „ 44 (25 M. 19 W.)
Gestorben .... „ 22 (12 M. 10 W.)

Ausgaben der Irrenanstalt betrugen 13,263 Rubel. Ein Irrer kostet täglich 44 Kop. In obiger Summe sind Admin. und Verpflegungskosten zusammen berechnet. Verpflegungstage der Kranken betrugen 33,036.

Angestellt in der Irrenanstalt Oberwärter, Oberwärterin, 5 Wärter und 5 Wärterinnen, in der ganzen Anstalt 61 Beamte und Dienstleute (37 M. 24 W.).

Pensionsberechtigt nur die beiden Aerzte.

Seit 1824. Das Areal wurde vom Kaiser Alexander I. geschenkt (der sogen. 2. kaiserliche Garten). Zuschüsse wurden von der Stadt Riga und der Ritterschaft gemacht. Die

Irrenanstalt umfasst 92 Betten, das Krankenhaus 130 Betten, das Siechenhaus 80 Betten. Alle 3 Anstalten sind ganz separate Gebäude, nur Direction und Administration ist eine gemeinsame. Das Areal ist 51 livl. Loofstellen gross = 17 Pr. Morgen. Auf ihm befinden sich 20 einzelne Gebäude. Die Pläne zum Neubau einer Irren-Heilanstalt für 80 Patienten und zum Umbau der alten Gebäude als Irren-Pflegeanstalt für 200 Kranke sind bereits in Petersburg bestätigt und das Geld zum Bau, ca. 150,000 Rubel, sind zugesichert und der Beginn des Baues im Frühjahr 1875 zu hoffen.

Allenberg (Provinz Ostpreussen).

Provinzial-Irren-Heil- und Pflegeanstalt für die Regierungsbezirke Königsberg und Gumbinnen.

Aerzte: Director Dr. Wendt, 2. Arzt Dr. Jensen, Hilfsarzt Dr. Weineck.

Behörde: Landarmendirection für Ostpreussen. — Station Wehlau, ¼ Meile entfernt.

Bestand Anf.	1874:	378	(199 M.	179 Fr.)
Verpflegt. . . .	1873:	484	(246 M.	238 Fr.)
Aufgenommen.	„	157	(83 M.	74 Fr.)
Entlassen . . .	„	66	(27 M.	39 Fr.)
Gestorben . . .	„	40	(20 M.	20 Fr.)

Ausgaben: 57,948 Thlr. — Verpflegungstage der Kranken 135,937, der Angestellten 26,271.

Beamte: 3 Aerzte, ev. Geistlicher, Inspector und Rendant, Oeconom, Bureauassistent, Kanzleigehilfe, Oberwärter, Oberwärterin, 25 Wärter, 25 Wärterinnen, Badediener, Badedienerin, Maschinist, Oberheizer und Maurer, Gärtner, Bäcker, Tischler, Schneider, Schuhmacher, Pförtner, Nachtwächter, Schaffnerin, Weisszeugbeschliesserin, 10 Heizer und Hausknechte, 4 Küchenmägde, 3 Waschmägde, insgesammt 90.

Beamte und Wartpersonal sind pensionsberechtigt.

Eröffnet am 1. Sept. 1852. Mit der Eröffnung ging die bis dahin als Theil des Löbenicht'schen Hospitals in Königsberg bestandene Kgl. Irrenanstalt ein. Die in letzterer befindlichen Kranken wurden nach Allenberg übergesiedelt. Die neue Anstalt nach dem Damerow'schen Plan relativ verbundene Heil- und Pflegeanstalt war ursprünglich für 250 Kranke bestimmt, doch befanden sich am Schlusse 1872 327 Kranke in ihr. 1870—1872 hat sie einen umfangreichen Um- und Erweiterungsbau erfahren, so dass sie zur Zeit 500 Kranke bequem aufzunehmen vermag. Am 1. Oct. 1874 war die Krankenzahl 412.

Der Erweiterungsbau besteht im wesentlichen aus 2 dreistöckigen Gebäuden, deren oberer Stock jedoch eine ausgebaute Dachetage ist, die beiden unteren Stockwerke sind vorzugsweise für Sieche und unreinliche, das obere für ruhige, arbeitsame Unheilbare bestimmt, die den grössten Theil des Tages ausserhalb der Abtheilung zubringen. Die Gebäude sind von einfachem Grundriss und ohne Corridoranlage; sie ermöglichen eine gute Querlüftung, sind mit stark ventilirender Luftheizung, guten Wasch- und Badeeinrichtungen versehen und haben sich gut bewährt. Sie bieten Raum für 220 Kranke und kosten, in stattlichem Rohbau ausgeführt, einschliesslich der Gas- und Wasserleitung, Entwässerung etc. 69,642 Thlr.

Die Anstalt besitzt ein Flussbad in der ihr Terrain begrenzenden Alle.

Altnau (Canton Thurgau).

Privat-Heil- und Pflegeanstalt des Dr. med. Bridler für 6—12 Kranke.

Andernach (Rheinprovinz).

Neue Irren-Heil- und Pflegeanstalt für den Reg.-Bezirk Coblenz, 10 Minuten von der Stadt Andernach, 5 Minuten von der Irrenpflegeanstalt St. Thomas entfernt, im mittelalterlichen Styl für 200 Kranke erbaut. Zu eröffnen 1875. — Station Andernach.

Bamberg (Kreis Oberfranken).

Lokal-Irrenanstalt St. Getreu zu Bamberg, öffentliche Heil- und Pflegeanstalt zunächst für die Stadt Bamberg, selbständig.

Dirig. Arzt Dr. E. Bauernschmidt, Doctorand E. Alafberg und Bader F. Helfreich.

Behörde: Stadtmagistrat als Verwaltungs- und Polizeibehörde. — Station Bamberg.

Bestand Anf.	1874:	31	(19 M. 12 W.)
Verpflegt . . .	1873:	47	(25 M. 22 W.)
Aufgenommen .	„	21	(9 M. 12 W.)
Entlassen . . .	„	12	(5 M. 7 W.)
Gestorben . . .	„	4	(1 M. 3 W.)

Ausgaben: 15,548 Fl. (Admin. 8155, Verpfl. 7393 Fl.) bei 10,578 Verpflegungstagen der Kranken, 3508 der Angestellten.

Angestellt: 3 Aerzte, 3 barmh. Schwestern, von denen die Oberin die Hausverwaltung führt, 2 Wärter, 1 Hausknecht, 2 Wärterinnen, 1 Küchenmagd, insgesammt 12.

Ohne Pensionsberechtigung.

Seit 1805. Ursprünglich eine Propstei des nahen ehemaligen Benedictiner-Klosters Michaelsberg. Med. Director Dr. A. Markus in Bamberg änderte sie 1804 in eine Irrenanstalt für Bamberg und für das ehemalige Fürstenthum Bamberg um, wozu das Bürgerspital in Bamberg die primitiven Einrichtungskosten mit 3036 Fl. bestritt. Eröffnet 4. April 1805. 1819 wurde sie, die nur 1868 Fl. an Geld und Mobilien besass, an die städtische Verwaltung extradirt. 1863 wurde die Anstalt und ihr Fond, der bereits 66,000 Fl. betrug, als lokal anerkannt, später ging auch der ganze Grundbesitz der Anstalt auf dem Wege des Vergleiches in den Besitz der Stadt Bamberg über. Durch Kauf kam hinzu ein anstossendes Privatanwesen mit einem grösseren und kleineren Hause, so wie Keller, Hofraum, Garten und Scheune. 1863 begannen die Verhandlungen zur zeitgemässen Umgestaltung, 1870 wurden sie zum Abschluss gebracht und am 1. Januar 1873 die Anstalt, in einzelnen Theilen neu, in anderen umgebaut, zweckentsprechend und comfortabel eingerichtet, wieder eröffnet.

Basel (Canton Baselstadt).

1. Oeffentliche Irren-Heil- und Pflegeanstalt, für Canton Stadt Basel, Abtheilung des städtischen Spitals. Ausserdem

Versorgungshaus, Pflegeanstalt, Abtheilung für Idioten, an Demsen., Epilepsie-Leidende, für 40 Kranke.

Arzt: Prof. Dr. Brenner (gest. den 31. Oct. 1874).

Behörde: Städtische Commission, genannt Pflegeamt. — Station Basel.

	Irrenanstalt.	Versorgungshaus.	insgesammt.
Bestand Anf. 1874	38 (16 M. 22 F.)	41 (11 M. 30 F.)	79 (27 M. 52 F.)
Verpflegt . . . 1873	111 (55 M. 56 F.)	54 (14 M. 40 F.)	165 (69 M. 96 F.)
Aufgenommen . „	69 (36 M. 33 F.)	15 (2 M. 13 F.)	84 (38 M. 46 F.)
Entlassen . . . „	60 (31 M. 29 F.)	1 (– M. 1 F)	61 (31 M. 30 F.)
Gestorben . . . „	13 (8 M. 5 F.)	12 (3 M. 9 F.)	25 (11 M. 14 F.)

Verpflegungstage in Irrenanstalt 14,376, in Versorgungshaus 16,042.

Angestellt: in Irrenanstalt Arzt, Oberwärter mit 3 Wärtern, Oberwärterin mit 4 Wärterinnen, Hausmagd; im Versorgungshaus 1 Wärter, 3 Wärterinnen, Hausmagd; insg. 16.

Ohne Pensionsberechtigung. Mit klinischem Unterricht.

Seit 1842. Berichte veröffentlicht 1851, 1862, 1872.

2. Privat-Idiotenanstalt, Lehr- und Pflegeanstalt „zur Hoffnung" für 22 blödsinnige Kinder. Privatunternehmen einer Gesellschaft. Von Prof. Jung gegründet, durch Geldbeiträge von Privaten unterhalten, im eigenen Hause und Garten, war früher Pöpple Lehrer hier. Knaben und Mädchen. Der jetzige Lehrer heisst Mathias Nerracher, Arzt Dr. Hagen.

Bayreuth (Kreis Oberfranken).

1. Kreis-Irrenanstalt, öffentliche Heil- und Pflegeanstalt für den Kreis Oberfranken.

Aerzte: Director Dr. Engelmann, Hilfsarzt Dr. Kraussold.

Behörde: Kreisregierung von Oberfranken. — Station Bayreuth, 10 Minuten entfernt.

Bestand Anf. 1874:	189 (109 M. 80 Fr.)
Verpflegte . . . 1873:	234.
Aufgenommen . „	63.
Entlassen . . . „	33.
Gestorben . . . „	12.

Ausgaben: 60,496 Fl. (Administration 30,944, Verpflegungstage 33,346). Verpflegungstage der Kranken 65,793, der Angestellten 15,865.

Angestellt: 2 Aerzte, Verwalter, Rechnungsführer, Oberwärter, Oberwärterin, Beschliesserin, Maschinist, Gärtner, 17 Wärter, 13 Wärterinnen, 2 Portiers, Stadtbote, Heizer, Oekonomieknecht, Magd, Köchin, 3 Küchenmägde, 3 Waschmägde, insgesammt 52.

Pensionsberechtigt nur Beamte (Director und Verwalter). Seit 1870. Jährlich Berichte ans Ministerium.

2. Privat-Asyl für gemüths- und nervenkranke Israeliten, selbständige Heil- und Pflegeanstalt.

Director und Besitzer: Dr. Würzburger.

Behörde: Stadtgerichtsphysikat. Station: Bayreuth.

Bestand Anf.	1874:	17 (9 M. 8 Fr.)
Verpflegt . . .	1873:	22
Aufgenommen .	„	5
Entlassen . . .	„	4
Gestorben . . .	„	1.

Personal: Aerztlicher Director, 2 Wärter und 3 Wärterinnen. Besteht seit 1861.

Bellevue (Canton Thurgau).

Privat-Heil- und Pflegeanstalt bei Krenzlingen in der Nähe von Constanz, am See gelegen, für 30—40 Kranke. Besitzer und Director Dr. Binswanger.

Bendorf (bei Coblenz in Rheinprovinz).

1. Heil- und Pflegeanstalt für Nerven- und Gemüthskranke. Die Anstalt besteht aus 3 vollständig getrennten Abtheilungen unter Oberleitung des Sanitätsrathes Dr. Erlenmeyer.

I. Villa, offene Anstalt für Nervenkranke und leicht Verstimmte. Dirig. Arzt mit besonderer Concession der Königl. Reg. zu Coblenz: Dr. A. Erlenmeyer jun.

II. Anstalt für acute Gemüthskranke, 10 Minuten von der Villa getrennt; dirig. Arzt Sanitätsrath Dr. Erlenmeyer.

III. Albrechtshöhe, Colonie für ruhige chronische Kranke, ½ Stunde von II. entfernt. Dirig. Arzt Dr. H. Halbey mit besonderer Concession der Königl. Regierung zu Coblenz.

Behörde: Königl. Regierung zu Coblenz. — Station: Bendorf; für die Villa Engers.

Bestand für	I. Anf. 1874:	10	(8 M. 2 W.)
für	II. „ „	74	(45 M. 29 W.)
für	III. „ „	41	(27 M. 14 W.)
	insges.	125	(80 M. 45 W.)

Verpflegt wurden 1873: 143.

Zu einem Bestande von 94 aufgenommen 1873: 49.

Die Anstalt für acute Gemüthskranke besteht seit 11. Juli 1848. Die Villa seit 1. October 1866, die Colonie seit 11. Juli 1868.

Berichte veröffentlicht in preuss. Vereinsz., klin. Wchschr., Corresp. f. Psych. 1873 ein Bericht der Naturforscherversamml. in Wiesbaden überreicht.

2. Dr. Colmant'sche Privat-Heil- und Pflegeanstalt. Besitzer und Vorsteher: Dr. med. Colmant.

Behörde: Königl. Regierung zu Coblenz. — Station Bendorf.

Bestand Anf.	1874:	13	(9 M. 4 Fr.)
Verpflegt	1873:	13	(9 M. 4 Fr.)
Aufgenommen	1873:	4	(3 M. 1 Fr.)
Entlassen		—	
Gestorben		—	

Besteht seit 1871.

Berlin (Provinz Brandenburg).

1. Charité-Krankenhaus. Abtheilung für Gemüthskranke, öffentliche Heilanstalt zunächst für Berlin und Potsdam.

Dirig. Arzt: Prof. Dr. Westphal, Assistenzärzte Dr. Samt und Dr. Fuerstner. Ausserdem 2 Militär-Unterärzte.

Behörde: Charité-Direction. — Station Berlin.

Gemüthskr. Krampfkr. Delirante.

Bestand Anf. 1874:

82(47 M. 35 Fr.) — 24(10 M. 14 Fr.) — 11(10 M. 1 Fr.) = 117(67 M. 50 Fr.)

Aufgenommen 1873:

207(119 M. 88 Fr.) — 212(131 M. 81 Fr.) — 507(473 M. 34 Fr.) = 926(723 M. 203 Fr.)

Entlassen 1873:

153(76 M. 77 Fr.) — 195(116 M. 79 Fr.) — 449(419 M. 30 Fr.) = 797(611 M. 186 Fr.)

Gestorben 1873:

34(23 M. 11 Fr.) — 27(19 M. 8 Fr.) — 67(61 M. 6 Fr.) = 128(103 M. 25 Fr.)

Ausgaben lassen sich für die Abtheilung nicht feststellen.

Angestellt sind besondere Beamte nicht für diese Abtheilung, da sie gleichzeitig auch auf anderen beschäftigt sind. Die Zahl des Wartpersonals wechselt nach Bedarf.

Pensionsberechtigt sind die Beamten. Langjährige Dienste werden bei Eintritt von Arbeitsunfähigkeit, durch Ertheilung fortlaufender Unterstützungen gewürdigt.

Die Anstalt dient zum klinischen Unterricht und nimmt Volontärärzte nicht auf. Besteht seit 1798.

2. Städtische Irrenverpflegungsanstalt, ursprünglich nur zur Pflegeanstalt für unheilbare der Commune angehörige Irre bestimmt, dient aber schon seit der ersten Zeit ihres Bestehens zur Aufnahme heilbarer wie unheilbarer Geisteskranker und Epileptiker, welche ihr durch das Polizei-Präsidium überwiesen werden. Die heilbaren Ortsbehörigen, deren Zahlungsunfähigkeit durch Zeugnisse der betreffenden Armen-Commission festgestellt ist, werden in die Irrenabtheilung der Charité translocirt, die auswärtigen Kranken verbleiben so lange in den Verhältnissen, bis ihre Ortsbehörigkeit ermittelt ist, worauf dieselben, falls sie nicht inzwischen geheilt sind, der Heimath überwiesen werden.

Die Direction besteht aus einem ärztlichen Director, Dr. Ideler, und einem Verwaltungsdirector, Dennerlein. 2. Arzt Docent Dr. Sander.

Behörde: Armen-Direction, Abtheilung für die Verwaltung der städtischen Irrenverpflegungsanstalt. — Station Berlin.

Bestand Anf. 1874: 430 (203 M. 227 Fr.)

Verpflegt . . . 1873: 942 (510 M. 432 Fr.)

Aufgenommen. 1873: 520 (293 M. 227 Fr.)
Entlassen . . . „ 397 (232 M. 165 Fr.)
Gestorben . . . „ 115 (75 M. 40 Fr.)

Wegen Raummangels befanden sich in Privatanstalten auf Rechnung der Commune . . . Anf. 1874: 231 (93 M. 148 Fr.)
u. zwar im Maison de santé in Schöneberg: 161 (93 M. 68 Fr.)
bei Dr. Edel in Charlottenburg . . . . . . 48 (— M. 48 Fr.)
bei Fräulein Welczek zu Pankow . . . . 10 (— M. 10 Fr.)
in der Feyh'schen Anstalt zu Pankow . . 10 (— M. 10 Fr.)
in der Heyer'schen Anstalt zu Köpenick 12 idiotische Mädchen.

Ausgaben: 118141 Thlr. (und zwar für die Geschäfts- und Hausverwaltung 4022 Thlr., für Gottesdienst 81 Thlr., für Gesundheitspflege 3067, für Verpflegung und zwar Beköstigung 34840, Bekleidung 4043, Bettsachen 1592, Wäsche 1207, Verpflegung in Privatanstalten 49214 Thlr., für Hausbedürfnisse 7240, Abgaben 54, Beerdigung 115, Insgemein 872, personelle Kosten 11788 Thlr.). — Zahl der Verpflegungstage der Kranken (excl. der in Privatanstalten Untergebrachten) 159039 (79777 M. 79262 Fr.), solche der Wärter 11550.

Angestellt: 2 Directoren, Arzt, Geistlicher, Rendant, Kalkulator, 2 Secretaire, 3 Hilfsarbeiter, Inspector, Hausvater, Oberaufseher, Oekonom, Werkmeister, Maschinenmeister, 2 Portiers, 2 Hausdiener, Köchin (nur für die Kaffeeküche)*), Hausmädchen, Oberwärter, 18 Wärter, Oberwärterin, 16 Wärterinnen, insg. 59.

Nicht pensionsberechtigt sind nur die Aerzte und das Wartpersonal, desgl. die noch nicht vom Magistrat definitiv angestellten Hilfsarbeiter.

Seit 1862. Die beiden Abtheilungen der Anstalt liegen ¼ St. von einander entfernt, die Männerabtheilung auf dem Alexanderplatz 3—4, die Weiberabtheilung in der Wallstr. 55. Die Anstalt diente vorher als sogen. „neues Hospital zur Aufnahme körperlich kranker und siecher Personen".

---

*) Die Küche befindet sich im Arbeitshause, von wo aus die Speisen in lufdicht verschlossenen Wagen zur Frauenabtheilung befördert werden.

3. Dr. Klinsmann'sche Privat-Heil- und Pflegeanstalt für Gemüthskranke in Berlin (Schönhauser Allee Nr. 9), selbstständig.

Aerzte: dirig. Arzt Privatdocent Dr. W. Sander, 2. Arzt Dr. P. Schneider.

Behörde: Polizei-Präsidium.

Bestand Anf.	1874:	38	(17 M. 21 Fr.)
Verpflegt	1873:	56	(28 M. 28 Fr.)
Aufgenommen .	„	23	(14 M. 9 Fr.)
Entlassen	„	13	(8 M. 5 Fr.)
Gestorben ...	„	5	(3 M. 2 Fr.)

Angestellt: 2 Aerzte, Inspector, 4 Fräuleins, 7 Wärter, 7 Wärterinnen, Aufwärterin, 6 Mädchen, 1 Diener, 1 Gärtner, insges. 30.

Seit 1820.

4. Schönhauser Allee No. 135. Private Idioten- und Irren-Heil- und Pflegeanstalt, selbständig.

Dirig. Arzt Dr. J. Albu in Berlin, Brunnenstrasse 127, Assistent Dr. Schiele.

Behörde: Königl. Polizei-Präsidium.

Bestand Anf. 1874: 26 (10M. 16 W.) darunter 2 Kn. u. 2 Mdch. als Idioten.

Verpflegt ...	1873:	38
Entlassen ...	„	5
Gestorben ..	„	3.

Zahl der Angestellten wechselt. Besteht seit 16 Jahren, früher als Bösch'sche Idiotenanstalt.

5. Pflegeanstalt der Frau Dr. Heyer geb. Lieber zu Grünerlinde bei Köpenick, zur Pflege geisteskranker Frauen, gegründet 1. October 1871.

Bestand Anf.	1874:	12 Frauen.
Aufgenommen.	1873:	—
Entlassen ...	„	—
Gestorben ...	„	5 Frauen.

6. Pflegeanstalt für unheilbare Geisteskranke der Frau Wittwe D. Rupp, früher Schönhauser Allee No. 98, jetzt auf dem Gesundbrunnen Badstr. 36, mit Raum für 25—30 Kranke.

Arzt Dr. Ritterfeld. Pension monatlich 20 Thlr.

Besteht seit 1867. Ist 1874 aufgelöst.

7. Preuss'sche Privat-Heil- und Pflegeanstalt, Schönhauser Allee No. 100. Vorsteherin Frau M. Preuss, dirig. Arzt Dr. Mendel.

Die Anstalt hat 1873 5 kranke Damen verpflegt.

Besteht seit dem 1. October 1872.

Bern (Canton Bern).

Privatanstalt der Schwestern Niehaus „zur Hoffnung“, 25 Min. vom Bahnhof Bern für 10—12 ruhige Pfleglinge. — Arzt Dr. Niehaus in Bern.

Bernau (Provinz Brandenburg).

Privat-Irren-Pflegeanstalt für Frauen, selbständig.

Besitzerin und Vorsteherin Frau Köhler geb. Gropius, Arzt: Sanitätsrath Dr. Pollnow.

Behörde: Königl. Reg. zu Potsdam und Kreisphysikus zu Berlin. — Station Bernau.

Bestand Anf. 1874: 14 weibliche Irre. Angestellt: 4 weibliche Personen unter der Vorsteherin und deren Tochter.

Besteht seit 1856.

Bernburg (Herzogth. Anhalt).

Heil- und Pflegeanstalt für das Herzogthum Anhalt, 10 Minuten von der Stadt Bernburg, selbständig, Neubau im Pavillonstyl, im Jahre 1875 für 132 Kranke zu eröffnen, 124,433 Thlr. im Kostenanschlage. — Station Bernburg.

Bielefeld (Provinz Westphalen).

Privat-Anstalt für Epileptische, Heil- und Pflegeanstalt, selbständig, für Rheinland und Westphalen.

Vorsteher: Pastor von Bodelschwingh, ordentl. Arzt Dr. med. Heuser.

Behörde: Ein „Verwaltungsrath aus 43 Mitgliedern", die in Westphalen und Rheinland ihren Sitz haben müssen, und ein aus seiner Mitte gewählter „geschäftsführender Ausschuss" in Bielefeld, aus 7 Mitgliedern bestehend. — Station Bielefeld.

Bestand Anfang 1874: 72 (56 M. 16 W.)
Anfang 1873: 29
Aufgenommen . . 1873: 51 (35 M. 16 W.)
Verpflegt wurden . „ 80
Entlassen . . . . . „ 3
Gestorben . . . . „ 5

15124 Verpflegungstage der Kranken, 3921 der Angestellten. — Ausgaben: 11,303 (darunter Administration 4000, Verpflegung 7303 Thlr.).

Angestellt: Inspector, zugleich Hausvater und Hauptlehrer in der Heilabtheilung und dessen Frau als Hausmutter, 1 Hausvater und dessen Frau im Asyl für blödsinnige Epileptische, Hülfslehrer, 8 Pfleger und 5 Pflegerinnen, Haushälterin, Gärtner, Hausknecht, 9 Mägde.

Zur Zeit sind 109 Kranke da.

Besteht seit 1867. Jahresberichte werden ausgegeben und sind dort zu haben. Die Anstalt wurde in einem früheren für Anstaltszwecke durchgebauten früheren Bauernhause am 15. October 1867 eröffnet. Eröffnung des Neubaues am 30. Mai 1873. Jenes ist seitdem für erwachsene Blödsinnige, männliche Epileptische bestimmt.

Blankenburg (Grossh. Oldenburg).

Oeffentliche und selbständige Bewahr- und Pflegeanstalt für das Grossherzogthum Oldenburg. Aufnahme finden Geisteskranke jeder Art, wie auch Epileptische, Sieche und Gebrechliche.

Arzt: Medicinalrath Dr. Tappehorn.

Behörde: Commission für Verwaltung der Fonds und milden Stiftungen in Oldenburg. — Station Oldenburg.

Bestand: 1. Jan. 1874: 68 M. 66 Fr. = 134.
Verpflegte . . . . . 1873: 149 Personen.
Aufgenommen . . . „ 17 „

Entlassen . . . . . . 1873: 3 Personen
Gestorben . . . . . . „ 10 „

Verpflegungstage der Kranken 47,716, des Wartpersonals 4015. — Administr.-Kosten 1963 Thlr., Verpflegungs-Kosten 12,798 Thlr., in Summa 14752 Thlr.

Angestellt: Verwalter des Klosters, Klosterarzt, Geistlicher (wohnen nicht in der Anstalt); ferner: 4 Wärter, Zimmermann, Maurer, Schneider, 6 Wärterinnen, insges. 16. Ohne Pensionsberechtigung. Als Bewahr- und Pflegeanstalt für präsumtiv unheilbare Irren eröffnet 1786, später vom Jahre 1858 ab erweitert.

Blankenburg im Harz (Herzogth. Braunschweig).

Heilanstalt für Nervenkranke. Ausser nervösen Schwächezuständen, Lähmungen und anderen Neurosen werden beginnende Formen psychischer Leiden in der Anstalt selbst sowie in Privatlogis behandelt.

Aerzte: Director und Besitzer Dr. Otto Müller, Assistenzarzt Dr. P. Rehm. — Station Blankenburg.

Bestand Anfang 1874: 28 (11 M. 17 Fr.)
Bestand am 1. Juli 1874: 56 (25 M. 31 Fr.)
Verpflegt . . . . . 1873: 137 (56 M. 81 Fr.)
Entlassen . . . . . „ 107 (43 M. 64 Fr.)
Gestorben . . . . . „ 2 (2 M.)

Angestellt: 2 Aerzte, 1 Directrice, 1 Aufseher und Bademeister, 5 Krankenwärter, 5 Krankenpflegerinnen, Köchin, Hilfsköchin, 2 Küchenmägde, Viehmagd, Kutscher, Gärtner, 2 Hofarbeiter, insges. 23.

Seit 1861 in Helmstedt eröffnet, den 6. October 1865 nach Bl. übergesiedelt. Berichte erschienen 1866, 1868, 1872.

Blankenburg in Thüringen (Fürst. Rudolstadt).

Villa Emilia, Heilanstalt für Nervenkranke bei Blankenburg. i. Thür. Privatanstalt für Aufnahme und ärztliche Behandlung von Nervenleidenden und solchen Kranken, welche an leichteren Psychosen leiden, bei denen eine wesentliche Beschränkung der persönlichen Freiheit nicht nothwendig ist.

Ausgebildeteres Irresein und maniakalische Aufregung schliessen von der Ausnahme aus.

Arzt und Besitzer: Medicinalrath Dr. Schwabe.

Behörde: Fürstl. Landrathsamt zu Rudolstadt. — Station Schwarza der Saalbahn 1 Stunde entfernt.

Seit Ende Januar 1874 eröffnet. Mit anderer Tendenz-Aufnahme von Leidenden aller Art und von klimat. Kurgästen — bestand die vom Vorstande begründete und neu erbaute Anstalt seit 1870.

Blankenhain (Grossh. Sachsen-Weimar).

Karl-Friedrichs-Hospital zu Blankenhain, öffentliche Irren-Pflege- und Siechen-Anstalt für das Grossherzogthum Sachsen-Weimar und das Fürstenthum Schwarzburg-Sondershausen.

Aerzte: Director Dr. Kessler, Oberwundarzt Issleib.

Behörde: Grossh. Sächs. Staatsministerium, Departement des Innern zu Weimar. — Station Weimar.

Zahl der Kranken 1. Januar 1874:

Bestand:	Geisteskranke	50 M.	48 Fr.	98
	Sieche	13 M.	7 Fr.	20
				118
Aufgenommen 1873:	Geisteskranke	8 M.	7 Fr.	15
	Sieche	2 M.	1 Fr.	3
				18
Abgang durch Tod:	Geisteskranke	6 M.	9 Fr.	15
	Sieche	— M.	1 Fr.	1
	Heilung	1 M.	1 Fr.	2
				18

Ausgabe-Etat:	Administrationskosten	3202 Thlr.
	Verpflegungskosten	8338 „
	insges.	11540 Thlr.

Angestellt: Beamte und Personal: 1 Director, 1 Hilfsarzt (Wundarzt), 1 Oekonom, 1 Kassirer, 1 Expedient, 1 Geistlicher, 1 Oberwärter, 1 Oberwärterin, 1 Pförtner, 5 Wärter, 4 Wärterinnen. Alle ohne Pensionsberechtigung.

Gegründet 1840 für 16 körper- oder geistesschwache Personen. 1854 als Irren - Pflegeanstalt in ein altes Schloss verlegt mit 80 Pfl. 1861 Neubau eines Siechenhauses. Für 1875 ist eine beträchtliche Erweiterung aller Abtheilungen durch Neubau in Aussicht; nach deren Ausführung die Kapellendorfer Anstalt aufgelöst werden soll.

Bois de Cery (Canton Waadt).

Heil- und Pflegeanstalt für den Canton Waadt, (Asile cantonal des aliénés et maison de santé du Bois de Cery près Lausanne) selbständig.

Dir. Arzt: Dr. med. A. Rist aus Strassburg, Dr. E. Duboux aus Cully (Waadt), Secundärarzt.

Behörde: Departement des Innern des Cant. Waadt. — Station: Prilly bei Lausanne oder Jouxtens-Cery.

Bestand Anf. 1874:		256 (133 M. 123 Fr.)
Verpflegt . . .	„	328
Aufgenommen.	„	130
Entlassen . . .	„	47
Gestorben . . .	„	25

Verpflegungstage der Kranken: 78881, der Angestellten 11797; Preis der Verpflegungstage der Kranken 1,738 Fl., der Kr. und Angest. 1,512 Fl.

Angestellt: 2 Aerzte, Verwalter mit einem Gehilfen, Maschinist, Heizer, Portier mit Frau, Ausläufer mit Frau, 3 Köchinnen, Gouvernante mit Gehilfin, Oberwärter, Grossknecht, 3 Knechte, Gärtner, 9 Wärter, 9 Wärterinnen, insges. 39.

Ohne Pensionsberechtigung.

Eröffnet 1873. Die statistischen Angaben für 1873 sind aus der seit 1811 bestehenden alten Anstalt des Cantons und der neuen zusammengezogen. Jährliche Berichte gedruckt im „Comte rendu de l'administration des Secours publics du Canton de Vaud“. Die Anstalt ist speciell für Canton Waadt bestimmt, nimmt aber auch Fremde auf und kann 350 Kranke aufnehmen.

Bonn (Rheinprovinz).

1. Städtisches Noth- und Hilfshospital, Pflegeanstalt, selbständig für die Stadtgemeinde Bonn.

Arzt: der Director der Universitätsklinik, gewöhnlich vertreten durch einen Assistenzarzt, da contractlich sämmtliche arme Kranke von der Klinik behandelt werden.

Behörde: Oberbürgermeister. — Station Bonn.

Bestand Anf.	1874:	39 (19 M. 20 W.)
Verpflegt . . .	1873:	51
Aufgenommen.	„	22
Gestorben . . .	„	9
Entlassen . . .	„	13

Ausgaben: 3000 Thlr. Administrationskosten fallen ganz aus. Verpflegungstage der Kranken 11680, der Pflegerinnen 3285.

Beamte: keine. 5 barmherzige Schwestern vom h. Carl Boromäus, 2 Wärter und 3 Mägde.

Besteht seit 1866.

2. Privat-Krankenhaus, Heil- und Pflegeanstalt, in der südwestlichen Vorstadt. Die weit vorwiegende Zahl der Behandelten sind Geisteskranke.

Besitzer und Director: Dr. Hertz.

Behörde: Königl. Regierung zu Cöln. — Station Bonn

Bestand Anf.	1874:	51 (22 M. 29 W.)
Verpflegt . . .	1873:	74 (30 M. 44 W.)
Aufgenommen.	„	35 (15 M. 20 W.)
Entlassen . . .	„	24 (8 M. 16 W.)
Gestorben . . .	„	1 (M.)

Krankenwartpersonal 16, Dienstpersonal 15 Personen.

Besteht seit dem 19. Juli 1849, daher dies Jahr 25jähr. Jubiläum.

3. Neue Irren-Heil- und Pflegeanstalt für den Regierungsbezirk Cöln, 10 Min. von Bonn entfernt, ständtische Anstalt mit der Bestimmung als klinisches Institut für 300 Kranke eingerichtet. Zu eröffnen 1876. — Station Bonn.

Brake (Fürstenth. Lippe - Detmold).

Fürstlich Lippische Heil- und Pflegeanstalt zu Brake bei Lemgo, selbständig.

Director: Sanitätsrath Dr. Meyer, Hilfsarzt Dr. Stüde.

Behörde: Fürstliche Regierung. — Station Herford und Schieder.

Bestand Anf.	1874:	123	(53 M. 70 Fr.)
Verpflegt . . .	1873:	157	(66 M. 91 Fr.)
Aufgenommen	„	27	(7 M. 20 Fr.)
Entlassen . . .	„	23	(5 M. 18 Fr.)
Gestorben . .	„	11	(8 M. 3 Fr.)

Kosten: 18130 Thlr. (Admin. 2530, Bau 690, Verpflegung 14910) bei 45646 Verpflegungstagen der Kranken und 10585 der Angestellten.

Angestellt: Director, Hilfsarzt, Rechnungsführer und Oeconom, 4 Wärter, Oberin, 6 Wärterinnen, Haushälterin, 5 Hilfsmägde, 2 Wäscherinnen, Hofknecht, Heizer, Laufbursche, Hirt, Kutscher, Gärtner, Tischler, insges. 29.

Pensionsberechtigt die Aerzte und der Oekonom.

Seit 1811. Berichte im Anzeigeblatte des Fürstenthums.

Bremen (Freie Stadt Bremen).

Heil- und Pflegeanstalt, Abtheilung der allgemeinen Krankenanstalt, räumlich ganz getrennt, für den Staat Bremen.

Aerzte: Director Dr. Scholz, Assistenzarzt Dr. Nauss.

Behörde: Inspectoren und Administratoren der Krankenanstalt. — Station Bremen.

Bestand Anf.	1874:	70	(37 M. 33 Fr.)
Verpflegt . . .	1873:	171	(113 M. 58 Fr.)
Aufgenommen .	„	97	(74 M. 23 Fr.)
Entlassen . . .	„	80	(58 M. 22 Fr.)
Gestorben . . .	„	21	(18 M. 3 Fr.)

Ausgaben - Etat bis jetzt in dem der Krankenanstalt mitenthalten.

Verpflegungstage der Kranken 25463, der Angestellten 6205.

Angestellt: dirig. Arzt, Hausverwalter, Prediger und das Küchen- und Dienstpersonal zugleich für die Kranken-Anstalt.

Für die Irren-Anstalt allein: Assistenzarzt, Ober-Pflegerin, 8 männliche und 7 weibliche Pflegerinnen, (1 auf 4—5 Kranke). — Keine Pensionsberechtigung. —

Besteht seit 1851. Regelmässige Jahresberichte werden geliefert und als Manuscript gedruckt.

Die Irrenanstalt dient auch zur Aufnahme von Del. trem.-Kranke, woher zum Theil die hohe Aufnahmeziffer, im Jahre 1873 38 M. und 2 W. Die Behandlung wird streng nach den Grundsätzen des No-restraint-Systems durchgeführt.

Als öffentliche Pflegeeinrichtung existirt noch eine ländliche familiale Verpflegung bei Ellen und den benachbarten Dörfern und zwar schon seit 1779 unter der Aufsicht eines Vogtes, selbst Grundbesitzers und Pflegers. Revision durch das Armen-Institut. I. d. R. hat jeder Pflegling vorher das Irrenhaus zu passiren. Vorzugsweise sind dies nicht arbeitende Kranke. Etwaige Rücklieferung in die Anstalt geschieht meist nach Begutachtung durch Dr. Engelken, der die Behandlung der intercurrenten Krankheiten übernommen hat, unter Umständen auch gleich durch den Vogt.

Bestand Anf.	1874:	39	(19 M.	20 W.)	
Verpflegt . . .	1873:	51	(28 M.	23 W.)	
Aufgenommen .	„	8	(3 M.	5 W.)	
Entlassen . . .	„	8	(7 M.	1 W.)	davon 2 M. in die Anst.
Gestorben . . .	„	4	(2 M.	2 W.)	

Breslau (Provinz Schlesien).

1. Irren-Abtheilung des städtischen Krankenhospitals zu Allerheiligen für die Stadt Breslau.

Aerzte: dirig. Arzt, Geh. San.-Rath Dr. von Pastau, Primärarzt Prof. Dr. Neumann, Assistenzarzt Dr. Wernicke.

Behörde: Die Hospitaldirection, dann der Magistrat. — Station Breslau.

Bestand Anf.	1874:	92	(66 M.	26 Fr.)
Zugang	1873:	362	(248 M.	114 Fr.)
Verpflegt . . .	„	434	(271 M.	163 Fr.)
Entlassen . . .	„	295	(177 M.	118 Fr.)
Gestorben . . .	„	47	(28 M.	19 Fr.)

Unter den Verpflegten sind ca. 100 mit Del. trem., eine Anzahl Epileptiker, aufgegriffener Betrunkener oder Verkommener.

Die Gesammtausgabe für das Krankenhospital Allerheiligen für 1873 betrug 94989 Thlr. — Die Verpflegungstage betrugen für Kranke in Summa 205921, täglich 564; für Wart- und Dienstpersonal 37510, täglich 103. Kosten für Kranke pro Kopf und Tag Verpflegung 4 Sgr. 8 Pf., Medicamente 2 Sgr. 5 Pf., übrige Kosten 6 Sgr. 9 Pf.

Personal: für die Irren-Abtheilung 1 Wärter, 3 Wärterinnen, 3 männl. Gehilfen, 7 weibl. Gehilfen, Scheuermädchen; für das ganze Hospital: Inspector, Rendant, 2 Secretaire, 2 Assistenten, 2 Hilfsarbeiter, 3 Wärter, 22 Wärterinnen, 3 männl. Gehilfen, 21 weibl. Gehilfen, 21 weibl. Lehrlinge und 44 andere Dienstpersonen.

Pensionsberechtigung für Beamte und Wartepersonal.

Dient nicht zum klinischen Unterricht, doch ist jetzt die Hoffnung vorhanden, dass die Kranken nach dieser Richtung hin verwendet werden dürfen.

Besteht seit 1526. Nicht anzugeben, wenn die Irrenabth. eingerichtet ist. Alljährlich erscheint ein statistischer Bericht, der von der Hospitaldirection herausgegeben und vertheilt wird.

2. Abtheilung des städtischen Armenhauses, Pflegeanstalt. Bestand Anf. 1873: 45 (23 M. 22 Fr.)*)

Brieg (Provinz Schlesien).

Provinzial-Irren-Pflegeanstalt, selbständig, für Provinz Schlesien. Dirig. Arzt Dr. Alter.

Behörde: Provinzialständische Verwaltungs-Commission und Landesdeputation der Provinz. — Station Brieg.

Bestand Anf.	1874:	175	(95 M. 80 Fr.)
Verpflegt . . .	1873:	198	(108 M. 90 Fr.)
Aufgenommen .	„	25	(14 M. 11 Fr.)
Entlassen	„	11	(6 M. 5 Fr.)
Gestorben . . .	„	12	(7 M. 5 Fr.)

*) Mendel, die Irrenverhältnisse Englands und Preussens, Arch. f. Psych., Jahrg. 1874.

Ausgabe-Etat: 24,550 Thlr. — Verpflegungstage der Kranken 63150, der Angestellten 7229. — Wirklich ausgegeben 23,626 Thlr., davon Verwaltung 4920 Thlr., Oekonomie und Krankenpflege (incl. Gehälter für Wart- und Dienstpersonal) 18706 Thlr.

Angestellt: Arzt, Hausverwalter (zugleich Rendant), Controleur, Oberwärter, 10 Wärter, 8 Wärterinnen, Köchin, Küchenmagd, Wäscheaufseherin, Nachtwächter, insges. 26. Allsonntäglich wird abwechselnd in der Anstaltskapelle von einem evangelischen und katholischen Geistlichen aus der Stadt Gottesdienst abgehalten. Ferner wird ein Schreiber im Büreau beschäftigt und leitet ein Bäcker aus der Stadt die Anstaltsbäckerei.

Beamte und Wartpersonal sind pensionsberechtigt, vom Controleur abwärts aber auf Kündigung angestellt.

Eröffnet am 11. Mai 1829. Bis dahin waren die Geisteskranken im Zuchthause untergebracht. Die Anstalt wurde in dem der Provinz zu diesem Zwecke überwiesenen alten Kapuzinerkloster untergebracht, einem durch seine Lage inmitten enger Gässchen, durch seine engen, licht- und luftarmen Räume ganz ungeeigneten Gebäude. Bis 1832 wurden ca. 100, alsdann nach dem Neubau eines leider auch ökonomischen Zwecken dienenden Isolirhauses 120—140, und seit 1845 gar 170, seit 1856 173 Kranke verpflegt. Die Anstalt ist in hohem Grade überfüllt. Bis 1843 wohnte der Arzt in der Stadt, seitdem in der Anstalt.

Periodische Berichte sind nicht veröffentlicht, nur kurze Tabellen und Notizen über Zahl der Verpflegten und Verwaltungskosten in der „Allg. Ztschr. f. Psych. Bd. III. p. 548 und Bd. IX. p. 161".

Brünn (Kronland Mähren).

Mährische Landesirrenanstalt, öffentliche Heil- und Pflegeanstalt, selbständig, für das Land Mähren.

Director und Primararzt Dr. Fr. Xav. Langer, Hausarzt Dr. J. Scharf, Hülfsarzt Dr. J. Hynek.

Behörde: Mährischer Landesausschuss. — Station Brünn.

Bestand Anf. 1874: 423 (210 M. 213 Fr.)
Verpflegt . . . 1873: 696 (358 M. 338 Fr.)
Aufgenommen. „ 275 (153 M. 122 Fr.)
Entlassen . . . „ 119 (65 M. 54 Fr.)
Gestorben . . . „ 154 (83 M. 71 Fr.)

Ausgaben: 92371 Fl. (20972 Administr., 71398 Verpflegung) bei 156427 Verpflegungstagen.

Angestellt: 3 Aerzte, Verwalter, Wäscheaufseherin, Portier, Amtsdiener, Hausmaurer, Heizer, 28 Wärter und 28 Wärterinnen, insges. 65.

Pensionsberechtigt: Director, Hausarzt, Verwalter, Portier und Amtsdiener. Die Anstalt wird in neuester Zeit von einigen jungen Aerzten cursorisch zur Ausbildung in der Psychiatrie benutzt.

Eröffnet: 1. November 1863. Periodische Berichte an den Landesausschuss und die k. k. Statthalterei, „die mährische Landesirrenanstalt dargestellt von Dr. J. Czermak, Wien, C. Czermak 1866."

Bunzlau (Schlesien).

Provinzial-Irrenpflegeanstalt, öffentliche selbständige Anstalt für die Provinz Schlesien.

Director Sanitätsrath Dr. Keller, 2. Arzt Sanitätsrath Dr. Jacobi.

Behörde: Provinzialständische Verwaltungs-Commission in Breslau. — Station Bunzlau.

Bestand Anf. 1874: 526 (287 M. 239 Fr.)
Verpflegt . . . 1873: 577 (309 M. 268 Fr.)
Aufgenommen. „ 143 (61 M. 82 Fr.)
Entlassen . . . „ 4 (— 4 Fr.)
Gestorben . . . „ 47 (22 M. 25 Fr.)

Ausgaben: 63,300 Thlr.

Angestellt: 2 Aerzte, Hausverwalter und Rendant, Controlleur, Registrator, Oberwärter, 28 Wärter, Oberwärterin, 20 Wärterinnen, Gärtner, Maschinist, Heizer, Pförtner, Hausknecht, Nachtwächter, Köchin, 3 Küchenmädchen, 1 Waschaufseherin, 2 Hilfsaufseherinnen, insgesammt 68.

Pensionsberechtigt die Beamten.

Seit 1863. Jährliche Berichte an die Verwaltungs-Commission.

Canstadt (Kgr. Würtemberg).

Das Haus des Dr. Rühle in Canstadt in Würtemberg (Eisenbahnstation) nimmt zur Heilung oder Verpflegung leichte Gemüths- und Nervenkranke auf. Mit Ausschluss von allem Zwang leben die Kranken mit der Familie des Arztes zusammen und bewegen sich frei. Das Haus erhält stets 10 bis 12 Kranke, deren Zahl per Jahr 15—25 beträgt, beiderlei Geschlechtes. Die Kranken sind selten aus Würtemberg, sondern aus dem übrigen Deutschland, meist aber vom Auslande.

Seit 1847 sind Kranke aufgenommen. Veröffentlicht wurde Nichts. Haus mit Garten liegt am Ende der Stadt, in der Nähe der Curanstalten.

Carlsfeld (Prov. Sachsen).

Asyl Carlsfeld bei Halle a. d. Saale, Privat-Heil- und Pflegeanstalt für Irre und Epileptische.

Aerzte: Besitzer und Director Dr. med. Heinr. Boettger, Hilfsarzt Dr. C. J. Roederer.

Behörde: Kgl. Regierung zu Merseburg und Landraths-Amt Bitterfeld. — Station Brehna.

Bestand Anf.	1874:	24	(9 M.	15 Fr.)
Verpflegt . . .	1873:	49	(24 M.	25 Fr.)
Aufgenommen.	„	20	(11 M.	9 Fr.)
Abgegangen .	„	16	(8 M.	8 Fr.)
Gestorben . . .	„	6	(5 M.	1 Fr.)

Angestellt: 2 Oberinnen, 3 Wärter, 4 Wärterinnen, Gärtner, Wirthschafter, Kochmamsell, Wäschinspectorin, Diener, Kutscher, 2 Küchenmädchen, 2 Waschmädchen, Hausmädchen.

Seit 1862 von Dr. Niemeyer gegründet. Bei dessen November 1862 erfolgtem Tode war die Anstalt noch unvollendet und trat erst 1863 wirklich in Thätigkeit unter Leitung des jetzigen Directors, der sie 1867 käuflich erwarb. Die Anstalt ist nicht als solche gebaut, sondern dazu adaptirt. Periodische Berichte in der „Deutschen Klinik".

Charlottenburg (Prov. Brandenburg).

1. Berliner Strasse 18. Privat-Asyl für Gemüthskranke, für Pflege öffentl. Kranken provisorisch theilweise eingerichtet, Heil- und Pflegeanstalt.

Besitzer und Director: Dr. Edel, consult. Dr. Sander in Berlin.

Behörde: Kgl. Polizei-Präsidium in Berlin. — Station Berlin; Pferdebahn Charlottenburg.

Bestand Anfang 1874:	14 Priv.-Kr.	(9 M. 5 Fr.)	48 öffl. Kr.	(Fr.)	Sa.	62.
Zahl d. Verpflegten 1873:	27 „	(22 M. 5 Fr.)	53 „	(Fr.)	„	80.
Aufgenommen . . . „	16 „	(14 M. 2 Fr.)	4 „	(Fr.)	„	20.
Entlassen . . . . . „	13 „	(12 M. 1 Fr.)	2 „	(Fr.)	„	15.
Gestorben . . . . . „	6 „	(6 M. —)	3 „	(Fr.)	„	9.

Angestellt: Director, 2 Hausdiener, 4 Küchen- und Waschmädchen, 5 Wärterinnen, 3 Wärter. Zur Aushilfe in Küche und Wäsche werden einzelne öffentliche Kranke verwendet, zur Wäsche ausserdem alle 14 Tage 2 Tage 2 Waschfrauen und 1 Plätterin.

Besteht seit März 1869. Ist aus einer früheren Kaltwasserheilanstalt umgebaut.

2. Verlängerte Leibnitz-Strasse. Filter'sche Heil- und Pflegeanstalt Charlottenburg bei Berlin.

Besitzer und Director: Dr. Filter.

Bestand Anf. 1874:	15	Frauen.
Verpflegt . . . 1873:	19	„
Aufgenommen. „	4	„
Entlassen . . . „	2	„
Gestorben . . . „	2	„

Seit 1846 in Berlin von der gestorbenen Mutter des jetzigen Besitzers unter ärztlicher Leitung des Prof. Dr. Horn gegründet. 1860 nach dem Tode jener nach Charlottenburg verlegt, bisher für Frauen, von 1875 auch für Männer eingerichtet.

3. Villa Emma, Leibnitz-Strasse 30. Privat-Asyl für Nerven- und Gemüthskranke höherer Stände, für 10 Personen.

Besitzer und Director: Dr. Sponholz, Irrenanstalts-Director a. D.

Behörde: Polizei-Präsidium zu Berlin. — Station Berlin.

Bestand Anf. 1874: 3 (2 M. 1 Fr.)
Verpflegt . . . 1873: 10 (4 M. 6 Fr.)
Aufgenommen. „ 7 (2 M. 5 Fr.)
Entlassen . . . „ 4 Fr.
Gestorben . . . „ 0.

Personal: durchschnittlich auf 2 Patienten 1 Pfleger. Am 1. April 1873 eröffnet, neu gebaut in einem neuen Stadttheile.

4. Schloss-Strasse 12. Privat-Kranken-Heil- und Pflegeanstalt für weibliche Irre, selbständig. Besitzerin und Vorsteherin Frl. Pauline Prillwitz, dirigirender Arzt Sanitätsrath Dr. Liebert, Hilfsarzt Dr. Woelky.

Behörde: Polizei-Präsidium Berlin. — Station Berlin.

Bestand Anf. 1874: 28 W.
Verpflegt . . . 1873: 29 W.
Aufgenommen. „ 8 W.
Entlassen . . . „ 8 W.
Gestorben . . . „ 2 W.

Ausgabe-Etat 9—10,000 Thlr.

Personal: Vorsteherin, deren Pflegetochter, 2 Oberinnen, Hilfsoberin, 4 Wärterinnen, Köchin, Diener, Küchenmädchen.

Besteht seit 1841.

5. Lützow No. 12. Privat-Heil- und Pflegeanstalt von Frl. Marie Schultz.

Vorsteherin Marie Schultz, dirigirender Arzt Sanitätsrath Dr. Liebert.

Behörde: Polizei-Directorium zu Charlottenburg. — Station Berlin.

Bestand Anf. 1874: 13 Fr.
Verpflegt . . . . 1873: 17 Fr.

Aufgenommen . 1873: 8 Fr.
Entlassen . . . „ 4 Fr.
Gestorben . . . „ 1 Fr.

Angestellt: Vorsteherin, Stellvertreterin, Arzt, Hausmeister, 4 Pflegerinnen, 2 Küchenpersonal; insgesammt 10.

Seit 1869.

Coblenz (Rheinprovinz).*)

Der barmherzigen Brüder Privat-Kranken- und Irrenbewahranstalt.

Bestand Anf. 1865: 7 M.
Verpflegt . . . . 1864: 11 M.
Aufgenommen . „ 2 M.
Entlassen . . . „ 1 M.
Gestorben . . . „ 3 M.

Anstalts-Concession vom 28. Oct. 1857.

Cöln (Rheinprovinz).**)

1. Bürger-Hospital, Abtheilung für irre Pfleglinge.
Bestand Anf. 1873: 70 (35 M. 35 Fr.)

2. Alexianer-Kloster mit einer geringen Anzahl unheilbarer und ruhiger Irrer.
Bestand Anf. 1873: 7 M.

Colditz (Kgr. Sachsen).

Landes-Versorgungs- (Heil- und Pflege-) Anstalt für Männer, selbständig.

Aerzte: Director Med.-Rath Dr. Voppel, 2. Arzt Dr. Huppert, 1. Assistenzarzt Dr. Nitsche, 2. Assistenzarzt Dr. Lommatsch, 3. Assitenzarzt Dr. Musaeus.

Behörde: Kgl. Ministerium des Innern. — Station Grossbothen (Leipzig-Döbeln-Dresden).

Bestand . . . . . Anf. 1874: 879 (857 M. 22 Fr.)
Aufgenommen . . . . . 1873: 114 (109 M. 5 Fr.)

---

*) Allg. Zeitschr. f. Psych. Bd. XXII. S. 186.

**) Mendel in Arch. f. Psych. 1874.

Entlassen	1873:	15	(13 M. 2 Fr.)
Gestorben	„	102	(100 M. 2 Fr.)
Verpflegt durchschnittl.	„	836.	

Ausgaben: 123,392 Thr. (Administration 48,163, Verpflegung 75,229) bei 305,333 Verpflegungstagen der Kranken, 46,011 der Angestellten.

Angestellt: incl. der Direction 10 Oberbeamte. In der Meierei bei 159 Verpflegten 8 Wärter und 1 Oberwärter, Wirthschafterin, 3 Mägde (für 30—40 Stück Milchkühe, 40 bis 50 Schweine, 5—6 Ochsen, 4 Pferden), 2 Knechte. In der Anstalt 2 Accessisten, 2 Expedienten, 1 Oberaufseher, Hausmeister, 4 Aufseher, 5 Oberwärter, Nachtwächter, Thoraufseher, Gärtner, Anstaltsbote, 2 Hausarbeiter, 1 Expeditionsaufwärter, 2 Maschinenheizer, 2 Zimmerleute, Maurer, Schneidermeister, 4 Bedienstete, 87 Wärter (incl. 2 weibl.), 8 Wasch- und 4 Küchenmägde, insges. 148.

Pensionsberechtigt die Beamten als Staatsdiener, das Personal zu einer gemeinschaftlichen, auf alle Anstalten sich erstreckenden Pensionskasse gehörig.

Seit Oct. 1829. Seit 1852 nur für Männer bestimmt, mit Ausnahme einiger Frauen zur Unterstützung weibl. Arbeiten. Zerstreute Berichte und Notizen von Heyner, Weiss, Voppel, Huppert u. s. w.

Craschnitz bei Militsch (Prov. Schlesien).

Deutsches Samariter Ordensstift für Blöd- und Schwachsinnige, private und selbständige Heil- und Pflegeanstalt, vornehmlich für Schlesien und Posen.

Inspector und Hausgeistlicher: Prediger Endemann. Consult. Arzt: Oberstabsarzt Dr. Krause.

Behörde: das Curatorium unter Vorsitz des Stifters Grafen Adelbert von der Recke-Volmerstein auf Craschnitz. — Station v. Juli 1875 Craschnitz, Station der Oels-Gnesener Eisenbahn.

Bestand Anfang 1874: 133 (77 M., 61 W.)

Angestellt: Hausgeistlicher, 11 Brüder als Lehrer und Pfleger, 5 Schulpräparanden, Knecht, 36 Diakonissinnen, Probeschwestern und Schülerinnen, 6 Dienstmädchen.

Pensionsberechtigung für die Diakonissinnen. Besteht seit 1860. Bisher sind 13 Berichte veröffentlicht worden.

Crefeld (Rheinprovinz).

Alexianer-Anstalt, selbständige Privatanstalt zur Pflege geisteskranker Männer. Director Xaver Kastert, dir. Arzt Dr. Schroeder, Hilfsarzt Dr. Diepgen. — Eisenbahnstation Crefeld.

Bestand Anf.	1874:	40 M.
Verpflegt . . .	1873:	46 M.
Aufgenommen	„	14 M.
Entlassen . . .	„	2 M.
Gestorben . . .	„	4 M.

Besteht seit 15. Mai 1871.

Creuzburg (Ober-Schlesien).

Heil- und Pflegeanstalt für die Provinz Schlesien. — Das Gebäude ist adaptirt, wird 220,000 Thlr. kosten, liegt mit einem kleineren Theile in der Stadt, grösstentheils aber ausserhalb, mit hinreichenden Gärten und Bäumen, die sich erweitern lassen. Station Kreuzburg. Director San.-R. Dr. Brückner. Wird 1875 eröffnet.

Dahlen (Königr. Sachsen).

Epstein'sches Pensionat für kranke wie schwachsinnige Kinder, um sie durch sorgsamste Pflege, Familienleben und Erziehung, Anschauungsunterricht, leichtes Turnen, häusliche und leichte Gartenarbeit in den Sinnen zu üben, ihre Thätigkeiten anzuregen, sie heranzubilden, Blödsinnige durch zweckentsprechende Pflege und Behandlung menschlich zu gewöhnen und, wenn dies nicht möglich, sie liebreich zu verpflegen.

Bestand Anfang	1874:	11	(6 Kn.	5 M.).
Verpflegt	1873:	17	(9 -	8 -).
Aufgenommen . .	„	0	(0	0 -).
Entlassen	„	6	(3	3 -).
Gestorben	„	0	(0	0 -).

Seit 1858 eröffnet. — Station Dahlen.

Darmstadt (Grossh. Hessen-Darmstadt).

Alicestift, Erziehungs- und Pflegeanstalt für schwach- und blödsinnige Kinder; private unter der Protection der Princessin Ludwig, zunächst für Grossh. Hessen, doch werden auch Ausländer aufgenommen.

Vorsteher und Lehrer Roth, Hausarzt Dr. Draudt. Im Vorstande befinden sich Dr. Eichenbrodt und Leibarzt Dr. Weber.

Behörde: Vorstand des Vereins. — Station Darmstadt.

Bestand Anf.	1874:	38	(26 Kn. 12 M.)
Aufgenommen	1873:	4	
Entlassen . . .	„	4	(2 Kn. 2 M.)
Gestorben . .	„	2	(1 Kn. 1 M.)

Ausgaben: 5714 Thlr. bei 13000 Verpflegungstagen der Jünglinge, 2000 der Angestellten.

Angestellt: Vorsteher nebst Frau, denen Verwaltung und Erziehung obliegt, 2 Wärter und 3 Wärterinnen, von denen je eines beim Unterrichte behilflich ist, Köchin, Hausmädchen und Mädchen als Stütze der Hausfrau, insgesammt 10.

Seit 1869. Es erscheinen Jahresberichte.

Deggendorf (Niederbayern).

Niederbayerische Kreis-Irrenanstalt, öffentliche und selbstständige Heil- und Pflegeanstalt für den Regierungsbezirk Niederbayern.

Aerzte: Director Dr. Hubert Grashey, Assistenzarzt Dr. Carl Elsperger.

Behörde: Königl. Regierung von Niederbayern. — Station Deggendorf.

Bestand Anf.	1874:	191	(113 M. 78 Fr.)
Verpflegt	1873:	254	(156 M. 98 Fr.)
Aufgenommen .	„	91	(59 M. 32 Fr.)
Entlassen	„	40	(26 M. 14 Fr.)
Gestorben . . .	„	23	(17 M. 6 Fr.)

Ausgabe-Etat: 78,519 fl. — Verpflegungstage der Kranken 65,852, der Angestellten 18,691. — Administrationskosten 43,283 fl., der Verpflegung 35,236 fl.

Angestellte: Director, Verwalter, Assistenzarzt, kathol.

Hausgeistlicher, Rechnungsführer, Oberwärter mit 20 Wärtern, Oberwärterin mit 12 Wärterinnen, Weisszeugbeschliesserin mit 1 Büglerin und 3 Waschmädchen, 1 Köchin mit 3 Küchenmägden, Maschinist, Heizer, 2 Portiers, Büreaudiener, Hausdiener, 2 Gärtner, Hausmagd, 3 Handwerker, insges. 60.

Pensionsberechtigt: Director, Verwalter und Assistenzarzt.

Eröffnet September 1869, der Bau begann 1866.

Jahresbericht veröffentlicht im „General-Bericht über die Sanitäts-Verwaltung im Königreich Bayern (bearbeitet von Dr. C. F. Majer). München, Cotta."

Dessau (Herzogthum Anhalt).

1. Herzogliche Landes-Irrenanstalt, selbständige Heil- und Pflegeanstalt für das Herzogthum Anhalt.

Director und Arzt Dr. M. Fränkel.

Behörde: Herzogl. Landarmen-Direction. — Station Dessau.

Bestand Anf.	1874:	88	(37 M. 51 Fr.)
Verpflegt	1873:	111	(47 M. 64 Fr.)
Aufgenommen .	„	26	(13 M. 13 Fr.)
Entlassen	„	19	(8 M. 11 Fr.)
Gestorben	„	4	(2 M. 2 Fr.)

Ausgaben: 11,511 Thlr. (der Administration 2112, der Verpflegung 9399 Thlr.) bei 31,412 Verpflegungstagen der Kranken, 4623 der Angestellten.

Angestellte: Director, 13 Angestellte, excl. Geistlicher und Rechnungsführer, insges. 16.

Pensionsberechtigt der Director.

Seit 1815 für das Herzogthum Dessau, seit 1851 für Dessau und Cöthen, seit 1865 zum Theil für Bernburg. „Statistische Mittheilungen für Anhalt". Neubau 1875 in Bernburg.

2. Irren-Pflegeabtheilung des „Landes-Siechenhauses in Dessau" für die Blöden im Herzogthum Anhalt mit z. Z. 20 blödsinnigen Männern und 32 blödsinnigen Frauen.

Döbling (Ober- bei Wien).

Privatheilanstalt für Gemüths- und Nervenkranke zu Ober-Döbling.

Director Prof. Dr. M. Leidesdorf, 2. Arzt Docent Dr. H. Obersteiner, Assistent Dr. J. Krueg. — Station Wien.

Bestand Anf.	1874:	63	(33 M. 30 Fr.)
Verpflegt	1873:	109	(65 M. 44 Fr.)
Aufgenommen .	„	43	(28 M. 15 Fr.)
Entlassen . . .	„	32	(21 M. 11 Fr.)
Gestorben . . .	„	14	(11 M. 3 Fr.)
darunter Paralytiker .		8	(7 M. 1 Fr.)

Angestellt: 3 Aerzte, 4 Gesellschaftsdamen, Gesellschafter für die Herren, Inspector, 19 Wärter, 14 Wärterinnen, 10 männliche, 11 weibliche Dienerinnen, insges. 63.

Seit 1819, gegründet vom Primärarzte Dr. Bruno Görgen und durch Zu- und Umbauten den Anforderungen der Zeit adaptirt.

Dömitz (Grossh. Mecklenburg-Schwerin).

Irren-Pflegeanstalt, selbständig, adaptirt in einem Festungsgebäude. — Die Direction steht dem dirig. Arzte von Sachsenberg zu. Die gesammte Verwaltung wird ausgeübt vom Inspector Tardel. — Arzt Dr. Vogel.

Behörde: Curatorium der Heilanstalt Sachsenberg. — Station Dömitz, 20 Minuten entfernt.

Bestand Anf.	1874:	142	(73 M. 69 Fr.)
Verpflegt . . .	1873:	153	(78 M. 76 Fr.)
Aufgenommen	„	19	(7 M. 12 Fr.)
Entlassen . . .	„	12	(5 M. 7 Fr.)
Gestorben . . .	„	8	(5 M. 3 Fr.)

Ausgaben: 15,600 Thlr. (Admin. 5423 Thlr., Verpfl. 11,369 Thlr.) bei 49,715 Verpflegungstagen der Kranken und 4612 der Angestellten.

Angestellt: Inspector, Arzt, Aufseher, Aufseherin, 6 Wärter, 7 Wärterinnen, insges. 17.

Pensionsberechtigt: Inspector, Aufseher und Wärter.

Seit 1849.

Düren (Rheinprovinz).

Neue Irren-Heil- und Pflegeanstalt, für den Regierungsbezirk Aachen bestimmt, von der Stadt Düren 20 Minuten entfernt, für 200 Kranke, 1876 zu beziehen. — Station Düren.

Dresden (Königreich Sachsen).

W. Schroeter's Familien-Pensionat für geistig Zurückgebliebene in Neustadt-Dresden, Tannenstr. 1, von 1875 an Oppellstrasse.

Das Pensionat ist bestimmt, geistig Zurückgebliebene (Schwachbefähigte, Schwachsinnige, idiotisch Geartete) bis zu dem nach ihren Anlagen möglichen Bildungsgrade zu führen und zwar durch eine planmässige Körperpflege, entsprechenden Unterricht und Anleitung zu gewissen technischen Fertigkeiten.

Bestand Anfang 1874: 6 Knaben.
Aufgenommen . 1873: 1 Knabe.

Besteht seit Anfang 1874, vorher nur 1 Pensionär. Die Schule für schwachsinnige Kinder wurde Anfang 1874 von 23 Kindern besucht. 1873 unterrichtet 25 Kinder, aufgenommen darin 1873 6 Kinder, entlassen 2 Kinder.

Dürrenberg (Provinz Sachsen).

Privat-Pflege-Pension für Frauen von Fräulein Bauer. Besitzerin und Vorsteherin Fräulein Bauer, Arzt Dr. Schmidt.

Behörde: Königl. Regierung in Merseburg. — Station Dürrenberg.

Bestand Anf.	1874:	8 Fr.
Verpflegt. . . .	1873:	11 Fr.
Aufgenommen .	„	3 Fr.
Entlassen . . .	„	5 Fr.

Personal: Vorsteherin, Gesellschafterin, Wärterin, Köchin. Besteht seit 1872.

Düsseldorf (Rheinprovinz).

Departemental-Irrenanstalt. Oeffentliche mit Corporationsrechten begabte Wohlthätigkeitsanstalt, an welcher die sämmtlichen Gemeinden des Regierungsbezirks Düsseldorf das vorzugsweise Benutzungsrecht zur Aufnahme unheilbar erklärter Irre haben.

Dirig. Arzt Dr. Siering in Düsseldorf.

Behörde: Königl. Regierung zu Düsseldorf, welche die Aufnahme der Kranken verfügt. Sie wird von einem aus 5 Mitgliedern (einschliesslich des Anstaltsarztes) bestehenden Curatorium verwaltet und nach aussen vertreten. — Station Düsseldorf.

Bestand	Anf. 1874:	400	(197 M. 203 Fr.)
Verpflegt	.... 1873:	465	(234 M. 231 Fr.)
Aufgenommen..	„	93	(47 M. 46 Fr.)
Entlassen	.... „	15	(7 M. 8 Fr.)
Gestorben	.... „	50	(30 M. 20 Fr.)

Ausgaben: 33,519 Thlr. (der Administration 2727, der Verpflegung 30,791) bei 141,049 Verpflegungstagen der Kranken, 6392 der Angestellten.

Angestellt: Arzt, Verwalter, Oberwärter, Oberwärterin Köchin, Waschaufseherin, Näherin, Maschinist, Pförtner, 6 Wärter, 6 Wärterinnen, insges. 21.

Nicht pensionsberechtigt.

Seit 24. November 1826, wo sie für 40 Irre eingerichtet wurde. Durch mehrmalige Ausbauten in dem alten Hause und durch den 1862 ausgeführten Neubau der Frauen-Abtheilung ist jetzt Raum für 207 M., für 222 Fr. und 21 Dienstpersonal. Jährliche Berichte an die Königl. Regierung.

Ecksberg (Kreis Oberbayern).

Cretinenanstalt, zur Heilung, Pflege und Beschäftigung von Cretinen, Idioten, Blöden und Schwachsinnigen, zunächst für Oberbayern, selbständig. Wohlthätigkeitsstiftung.

Direction u. Arzt: Director Joseph Probst, Hausarzt der königl. Bezirksarzt Dr. Max Medicus von Mühldorf.

Behörde: der Verwaltungsrath unter Oberaufsicht der Königl. Reg. — Station Mühldorf am Inn.

Bestand	Anfang 1874:	138	(85 M. 53 W.).
Verpflegt	..... 1873:	155	(96 - 59 -
Gestorben	.... „	8	

Ausgaben: 19,920 Fl. mit 49,800 Verpflegungstagen.

Besteht seit 1852. Laufende Jahresber. 3 Kinder sind blind. 9 taub, 42 sprachlos, 21 epileptisch; Lesen und Schreiben konnten mit Verständniss 55, zum Abendmahle gelangten 35, beschäftigt nützlich 52. Das jährliche Verpflegungsgeld beträgt 165 Fl.

Eichberg (Nassau).

Provinzial-Irren-Heil- und Pflegeanstalt für den Regierungsbezirk Wiesbaden mit Ausschluss des Stadtkreises Frankfurt a. M.

Aerzte: Director Dr. Heuser, 1. Hilfsarzt Dr. Richter, 2. Hilfsarzt Dr. Zander.

Behörde: Ständ. Verwaltungsausschuss. — Station Hattenheim.

Bestand Anf.	1874:	295	(152 M.	143 Fr.)
Verpflegt	1873:	350		
Aufgenommen .	„	49	(27 M.	22 Fr.)
Entlassen	„	26	(13 M.	13 Fr.)
Gestorben . . .	„	29	(15 M.	14 Fr.)

Ausgaben: 58,293 Thlr. (Administration 10,912 Thlr., Verpflegung 47,381 Thlr.). Verpflegungstage der Kranken 109,585, der Angestellten 15,680.

Angestellt: 3 Aerzte, Kassirer, Verwalter, 2 Canzlisten, Gärtner, Oberwärter, 2 Oberwärterinnen, 23 Wärter (darunter Schreiner, Schneider, Schlosser, Schuster, 1 Privatwärter), 25 Wärterinnen (worunter Köchin, 4 Küchenmägde, 2 Waschfrauen und 1 Privataufwärterin).

Pensionsberechtigung für Director, Hilfsarzt, Kassirer und Verwalter.

Seit 1849, wo die Uebersiedelung aus Kloster Eberbach in die neue Anstalt stattfand. Jetzt sind wegen Ueberfüllung Verhandlungen mit Kloster Eberbach wegen zeitweise Ueberlassung in Schwebe. Der 1829 errichtete Irrenbau daselbst ist bereits seit vorigem Jahr überwiesen und z. Z. mit 27 weiblichen Kranken belegt. — Aerztl. Bericht über die Leistungen der Irrenanstalt zu Eberbach und Eichberg vom J. 1843—1859 von Director Dr. Graeser in „Med. Jahrb. f. d. Herzogth. Nassau 1863 Hft. 19 u. 20.“

Eitorf (Rheinprovinz).

Privat-Heil- und Pflegeanstalt für Nervenkranke bei Cöln.

Besitzer und Director Dr. August Meyer, consult. Arzt Sanitätsrath Dr. C. F. Meyer.

Behörde: Kgl. Regierung zu Cöln. — Station Eitorf.

Bestand Anf.	1874:	44	(25 M. 19 Fr.)
Verpflegt	1873:	54	(30 M. 24 Fr.)
Aufgenommen .	„	20	(12 M. 8 Fr.)
Entlassen . . .	„	8	(4 M. 4 Fr.)
Gestorben . . .	„	2	(1 M. 1 Fr.)

Ausgaben: 11,767 Thlr. (4248 Administration ohne Zins und 7519 Verpflegung) bei 14,353 Verpflegungstagen der Kranken und 8205 der Angestellten.

Angestellt: 2 Aerzte, Vorsteherin, Oberwärter, Oberwärterin, 3 Wärter, 3 Wärterinnen, Köchin, Küchenmädchen, Hausmädchen, Putzfrau, 2 Waschfrauen, Gärtner, Oeconomie-Verwalter, Pferdeknecht, Kuhknecht, Hofjunge, insges. 22.

Seit 1846. Jährliche Berichte an die Kgl. Reg. zu Cöln.

Elberfeld (Rheinprovinz).

Städtisches Irrenhaus, Aufbewahrungs- resp. Pflegeanstalt für unheilbare Irre, Abtheilung des städtischen Krankenhauses für die Stadt Elberfeld.

Dirig. Arzt Oberarzt Dr. Claus, Assistenzärzte Dr. Brockhaus und Dr. Jung.

Behörde: der Ober-Bürgermeister. — Station Elberfeld.

Bestand Anf.	1874:	57	(29 M. 28 Fr.)
Verpflegt	1873:	130	(67 M. 53 Fr.)
Aufgenommen .	„	71	(46 M. 25 Fr.)
Entlassen . . .	„	59	(35 M. 24 Fr.)
Gestorben . . .	„	14	(11 M. 3 Fr.)

Ausgabe der städtischen Krankenanstalten (Krankenhaus und Irrenhaus zusammen) 1873: 32,182 Thlr. bei 44,631 Pflegetagen im Krankenhause und 20,777 im Irrenhause.

Angestellt: 3 Wärter und 3 Wärterinnen. Die Oberaufsicht führt der Vorsteher der städtischen Krankenanstalten.

Seit December 1863.

Endenich (Rheinprovinz).

Selbständige Privat-Heil- und Pflegeanstalt bei Bonn.

Aerzte: consultirender Geh. Sanitäts-Rath Dr. Richarz, dirig. Arzt Dr. Oebeke, Hilfsarzt Dr. Heyden.

Behörde: Kgl. Reg. zu Cöln. — Station Bonn (20 Min. entfernt).

Bestand Anf.	1874:	44	(27 M. 17 Fr.)
Verpflegt. . . .	1873:	81	(52 M. 29 Fr.)
Aufgenommen .	„	40	(26 M. 14 Fr.)
Entlassen . . .	„	37	(25 M. 12 W.)
Gestorben . . .	„	6	(5 M. 1 W.)

Zahl der Verpflegungstage für die Kranken 16,002.

Angestellt: Ausser 3 Aerzten und 2 Vorsteherinnen betrug das Personal 20—23 Personen (7—8 Wärter, 5—6 Wärterinnen, Koch, Küchenmädchen, Büglerin, Wäscherin, Gärtner, Hausknecht etc. Ohne Pensionsberechtigung.

Bestand seit Oct. 1844. Histor. Notizen Allg. Ztschr. f. Psych. Bd. XXVII. S. 249. Jährlicher Bericht an die Kgl. Reg. zu Cöln, mehrmals von dieser ein Auszug im Corresp.-Blatt f. Psych. veröffentlicht.

Erkerode und Sickte (Herzogth. Braunschweig).

1. Idioten-Anstalt, selbständige Heil- und Pflegeanstalt, zunächst für das Herzogthum Braunschweig.

Director Pastor G. Stutzer in Veltheim bei Braunschweig, Hausarzt Dr. Clemens.

Behörde: Verwaltungsrath. — Station Braunschweig.

Bestand Anf.	1874:	64	(33 M. 31 W.)
Verpflegt . . .	1873:	65	
Aufgenommen.	„	15	
Entlassen . . .	„	2	
Gestorben . . .	„	2.	

Ausgaben: 16967 Thlr.

Angestellt: Director, Arzt, Lehrer, 8 Pfleger, 11 Pflegerinnen, 4 Dienstmädchen, insg. 26.

Pensionsberechtigung.

Seit 1868: Jährliche Berichte.

2. Pensionat für männliche Epileptische zu Erkerode bei Braunschweig, wird am 1. Juli 1875 in einem Hause am Westabhange des Elmwaldes, einige hundert Schritte vom Dorfe Erkerode entfernt, vom Pastor Stutzer für 12 männl. Epileptische aus bemittelten Ständen eröffnet. Das Haus ist vor 4 Jahren erbaut. Für 12 weibliche Epileptische wird ebenfalls ein Pensionat im Sommer 1875 dem vorigen Hause gegenüber bereit sein.

Erlangen (Mittelfranken).

Heil- und Pflegeanstalt, selbständig, Kreis-Irrenanstalt für Mittelfranken.

Aerzte: Director Professor Dr. Hagen, 1. Assistenzarzt Dr. Karres, 2. Assistenzarzt Dr. Ullrich.

Behörde: Kgl. Regierung von Mittelfranken. — Station Erlangen.

Bestand Anf.	1874:	286	(137 M.	159 W.)
Verpflegt	1873:	384	(184 M.	200 W.)
Aufgenommen .	„	109	(55 M.	54 W.)
Entlassen . . .	„	74		
Gestorben . . .	„	24.		

Ausgaben: 88,659 Fl. (darunter 45,188 für Verköstigung, 12,635 für Heizung, Licht, Wäsche, Medicamente und geistige Unterhaltung, 30,835 an Besoldung, Reparaturen) bei 104,615 Verpflegungstagen der Kranken und 17,410 der Angestellten.

Angestellt: 3 Aerzte, Verwalter mit 2 Gehilfen, Oberwärter mit 17 Wärtern und 1 Privatwärter, Oberwärterin mit 17 Wärterinnen und 1 Privatwärter, 2 Hausgeistliche, Köchin mit 3 Küchenmägden, Waschaufseherin, Büglerin, 2 Wäscherinnen, Gärtner, Maschinist, Heizer, 4 Werkleuten, Anstaltsdiener, 2 Portiers, Hausknecht, Hausmagd, insges. 66.

Pensionsberechtigt nur Director, Verwalter und 1. Assistenzarzt. Die Anstalt diente bisher zum klinischen Unterricht. Volontärärzte werden nicht aufgenommen.

Seit 1846. Berichte in den „General-Berichten über die Sanitäts-Verwaltung des Königreichs Bayern, herausgegeben von Dr. C. F. Majer“.

In Folge der schon längere Zeit bestehenden Ueberfüllung ist der Bau einer 2., hauptsächlich für Unheilbare bestimmten, aber mit der bestehenden unter gemeinschaftlicher Leitung und ökonomischer Verwaltung stehenden Anstalt beschlossen, und wird soeben mit demselben begonnen.

Etoy (Canton Waadt).

Familien-Pensionat für schwachsinnige und taubstumme Kinder von Frl. Auguste Buchet in Etoy bei Aubonne. — Arzt Dr. med. Zimmer in Aubonne. Die Zahl der Kinder beträgt 10. — Station Allamar.

Eupen (Regierungs-Bezirk Aachen, Rheinprovinz).

Oeffentliche Irren-Bewahranstalt, Abtheilung des Krankenhauses, aus Beiträgen verschiedener Wohlthäter gestiftet. Die Verwaltung geschieht meist unentgeldlich durch die Spital-Commission, deren Präsident der Oberbürgermeister ist.

Arzt: dirig. Arzt Dr. C. Küpper.

Behörde: Kgl. Regierung zu Aachen. — Station Eupen.

Bestand Anf.	1874:	40 (6 M. 34 Fr.)
Verpflegt....	1873:	61 (15 M. 46 Fr.)
Entlassen ...	„	17.
Gestorben ...	„	4.

Die Verpflegung geschieht aus der Küche des angrenzenden Spitals von den im Spital fungirenden Franziskanerinnen. Die Kosten sind von denen des Spitals nicht getrennt.

Angestellt: Arzt, 4—5 Franziskanerinnen als Pflegerinnen und für die männlichen Kranken ein besonderer Wärter.

Seit dem Jahre 1841. Stifter war hauptsächlich der am 1. Oct. d. J. zu Aldenhoven bei Jülich verstorbene Pfarrer Aeg. A. Blanchard. Seit Juli 1873 nur Aufbewahranstalt für weibliche Kranke. — Halbjährliche Berichte an die Kgl. Regierung.

Feldhof (bei Graz in Steiermark).

Steiermärkische Landes-Irrenanstalt Feldhof bei Graz, öffentliche Heil- u. Pflegeanstalt für das Herzogthum Steiermark.

Aerzte: Director und Primarius Prof. Dr. von Krafft-Ebing, 1. Assistenzarzt Dr. J. Zach, 2. Assistenzarzt Dr. P. Preinitsch.

Behörde: Landes-Ausschuss für Steiermark. — Station Puntigam.

Bestand Anf.	1873:	203	(106 M.	97 Fr.)
Aufgenommen .	„	270	(146 M.	124 Fr.)
Verpflegt	„	473	(252 M.	221 Fr.)
Entlassen. . . .	„	136	(72 M.	64 Fr.)
Gestorben . . .	„	75	(50 M.	25 Fr.)
Bestand Anf.	1874:	262	(130 M.	132 Fr.)

Ausgaben: 84,438 Gulden (Administration 15,682, Verpflegung 84,438) bei 86,970 Verpflegungstagen.

Angestellt: 3 Aerzte, Rechnungsführer, Oeconomie-Verwalter, 2 Diurnisten, Amtsbote, Portier, Maschinenaufseher (zugleich Schlosser, Spengler und Glaser), Hausmaurer (zugleich Heizer), Waschaufseher, Gärtner, Oberwärter, Oberwärterin, 2 Wärter I. Cl., 2 Wärter II. Cl., 23 Wärter III. Cl., 2 Wärterinnen II. Cl., 20 Wärterinnen III. Cl., Oberköchin, Köchin, 5 Küchenmägde, Kutscher, 4 Hausknechte, 3 Waschmägde, Näherin, Nachtwächter; insges. 81.

Pensionsfähig die Beamten, 12 von den anderen provisionsfähig.

Die Anstalt dient zu klinischen Demonstrationen, die einmal wöchentlich gehalten und von den Studirenden der Grazer Universität besucht werden, ausserdem zur Aufnahme von Doctoranden und angehenden Aerzten, die zum Besuch eines 2monatlichen Cursus der Psychiatrie in der Anstalt wohnen.

Seit December 1872.

Frankenthal (bayr. Pfalz).

Pflege- und Siechenanstalt, bestehend für 1. Blinde, 2. Taubstumme, 3. Krüppel und Gebrechliche, 4. Kranke verschiedener Art, 5. Blödsinnige, 6. Epileptische. Gesammtzahl 450 (225 M.

230 Fr.) im Anf. 1874. 519 Anf. 1873. Blödsinnige waren 198, zum kleineren Theile erworbener Blödsinn, doch ist in den Amtsbl. eine solche Trennung nicht vorgesehen. Fallsüchtige 93.

Frankfurt a. M.

Heil- und Pflegeanstalt für Irre und Epileptische für den Stadtkreis Frankfurt a. M. und für die ehemals Frankfurter, jetzt Preussischen Dorfschaften. Selbständige, früher Staats-, jetzt Communal-Anstalt.

Aerzte: Geh. Sanitätsrath Dr. Heinrich Hoffmann, Dr. Aug. Lotz, 2. Arzt.

Behörde: Ein Pflegeamt von 5 Bürgern. — Station Frankfurt a. M.

Bestand Anf.	1874:	163	(66 M.	97 Fr.)
Verpflegt. . . .	1873:	254	(114 M.	140 Fr.)
Aufgenommen.	„	97	(47 M.	50 Fr.)
Entlassen . . .	„	68	(34 M.	34 Fr.)
Gestorben . . .	„	23	(9 M.	14 Fr.)

Verpflegungstage der Kranken 58,213, der Angestellten 19,751.

Sämmtliche Ausgaben pro 1873 betrugen 85,460 Fl. 22 Kr., incl. 3000 Fl. Zinsen für eine Hypothekenschuld der Anstalt.

Angestellt: 2 Aerzte, Oberwärter, Oberwärterin, 3 Stadtboten, Werkmeister, Portier, Maschinist, Heizer, 14 Wärter, 18 Wärterinnen, Weisszeugbeschliesserin, Haushaltsgehülfin, Köchin, 3 Mägde. Ausserhalb des Hauses: Gärtner, Buchführer, 1 Hospitalschreiber, protestantischer und katholischer Geistlicher; insges. 54.

Pensionsberechtigt als Communal-Beamte sind nur die beiden Aerzte und der Verwalter.

Die neue Anstalt wurde 1864 bezogen. Die alte, getrennte Irrenanstalt in der Stadt wurde 1783 eröffnet, später erweitert. Früher veröffentlichte das Pflegeamt jährliche Berichte an die Bürgerschaft, im Jahre 1851 Dr. Hoffmann die Schrift: „Beobachtung der Seelenstörungen und Epilepsien in der Irrenanstalt zu Frankfurt a. M. (1851—1858)“. Seitdem erscheint jedes

Jahr in dem „Jahresbericht über Verwaltung des Medicinalwesens, die Krankenanstalten u. s. w.“, herausgegeben vom ärztlichen Verein, Bericht über die Anstalt vom Arzte.

Friedrichsberg (bei Hamburg).

Selbständige öffentliche Heil- und Pflege-Anstalt für den Hamburgischen Staat.

Aerzte: Oberarzt Dr. Reye, Hilfsärzte Dr. Gutwasser und Rathgen.

Behörde: Krankenhaus-Collegium. — Station Wandsbeck.

Bestand am 1. Jan.	1874:	250 M.	219 Fr.	zus.	469.
Verpflegt	1873:	414 M.	321 Fr.	„	735.
Aufgenommen	1873:	185 M.	119 Fr.	„	304.
Entlassen	„	115 M.	91 Fr.	„	206.
Gestorben	„	49 M.	11 Fr.	„	60.

Ausgabe-Etat pro 1873 = 255,579 Mrk. 11 Schill. Verpflegungs-Tage = 156,901 resp. 35,171. Administrations- und Verpflegungs-Kosten à Person pro Jahr 235 Mrk. 11$\frac{5}{6}$ Schill. resp. 248 Mrk. 15$\frac{1}{6}$ Schill.

Angestellt: Oberarzt, 2 Hilfsärzte, Inspector, Prediger (zugleich für das allgemeine Krankenhaus), Buchhalter, Aufnahme-Beamter, Bote (die 3 letztern ebenfalls für das allgemeine Krankenhaus), Vorsänger, Magazin-Aufseher, 3 Schreiber, Büreau-Aufseher, Gärtner, Mechaniker, Oberwärter, Oberwärterin, Oberköchin, Oberwäscherin, 31 Wärter, 29 Wärterinnen, 27 Dienstboten; insges. 108.

Der Oberarzt, Inspector, Oberwärter, Mechaniker, Büreau-Aufseher und Gärtner befinden sich in der Pensionskasse für Wittwen und Waisen. Für die andern Beamten wird event. Pension extra beantragt.

Besteht seit 1864. Beschreibung der Anstalt und Jahresberichte sind vorhanden.

Gerresheim (Rheinprovinz).

Neue Irren-Heil- und Pflegeanstalt für den Regierungsbezirk Düsseldorf, von der Stadt Düsseldorf ca. 1 Stunde entfernt, auf coupirtem Terrain in Pavillon-Styl erbaut, für 300 Kranke bestimmt, im Jahre 1875 zu eröffnen. — Station Gerresheim, ¼ Stunde entfernt.

Geseke (Provinz Westphalen).

Provinzial-Pflegeanstalt für die Provinz Westphalen, zur Pflege unheilbarer körperlich Kranken, vorzüglich solcher, die ihrer Umgebung gefährlich sind, selbständig.

Dirig. Arzt Sanitätsrath Dr. A. Schupmann.

Behörde: Ständische Commission zu Münster. — Station Geseke.

Bestand Anf.	1874:	200 (102 M. 98 Fr.)
Verpflegt	1873:	236
Aufgenommen .	„	26 (13 M. 13 Fr.)
Entlassen . . .	„	21 (9 M. 12 Fr.)
Gestorben . . .	„	20 (10 M. 10 Fr.)

Unter den Verpflegten waren 68 Blödsinnige (34 M. 34 W.), davon zugleich epileptisch 27 (17 M. 10 Fr.), ausserdem 2 Cretinen (1 M. 1 Fr.). 74,772 Verpflegungstage sämmtlicher Kranken.

Besteht seit 19. November 1841.

St. Gilgenberg (Ober-Franken).

Asyl St. Gilgenberg bei Bayreuth, Privat-Heilanstalt, ausschliesslich für männliche Kranke bestimmt.

Besitzer und dirig. Arzt Dr. A. Falco, 1. Hilfsarzt Dr Fr. Mayer, 2. Hilfsarzt wechselt in der Regel alle halbe Jahre.

Behörde: Königl. Kreis- und Stadtphysicat in Bayreuth. — Station Bayreuth, 1 Stunde entfernt.

Bestand Anf.	1874:	17 M.
Verpflegt	1873:	28 M.
Aufgenommen .	„	13 M.
Entlassen . . .	„	10 M.
Gestorben . . .	„	1 M.

Angestellt: 3 Aerzte, Oberwärter, 8 Wärter, Gärtner, Kutscher, Beschliesserin und 8 weibliche Dienstboten; insges. 23.

Seit 1862. Die Anstalt liegt in der Nähe des Lustschlosses und Parkes „Fantaisie“, wurde 1862 von Dr. Falco gegründet und wie oben benannt. Neubauten 1869 und 1874. Areal 10 bayr. Morgen. Berichte in „Allgem. Ztschr. f. Psych." und „Aerztl. Intelligenzblatt."

Gladbach (Prov. Rheinland).

1. Hephata, selbständige Privat-Heil- und Pflegeanstalt für blödsinnige Kinder Rheinlands und Westphalens.

Director: C. Barthold, Arzt Dr. Wolf in Rheydt, Präses des Verwaltungsrathes Pfr. Balke in Rheydt.

Behörde: Der Verwaltungsrath. — Station Gladbach.

Bestand Anfang 1874: 136 (91 Knaben, 45 Mädchen).

Zahl der Verpflegten 1873: 166.

Verpflegungskosten: a. laufende 18,933 Thlr., b. ausserordentliche 2455 Thlr., Administrationskosten 2914 Thlr.

Angestellt: 1 Director, 2 Lehrer, 8 Wärter resp. Hülfslehrer, 10 Wärterinnen, 1 Oberin, 2 Handwerksgehülfen, 1 Oekonomieknecht, 1 Maschinenwärter, 3 Mägde. Der Arzt besucht von Rheydt aus die Anstalt täglich. Pensionsberechtigt ist nur der Director.

Besteht seit Febr. 1859. 3 Jahre in einem kleinen Hause siedelte die Anstalt Nov. 1861 in das jetzige neu erbaute Haus über, das zu verschiedenen Zeiten durch Ausbau der Nebenflügel vergrössert resp. vollendet wurde. Ausserdem erbaut vor 4 Jahren ein eignes Directionsgebäude. Das Anstaltsgebäude enthält im Mittelbau die Heilabtheilung, im Nordflügel die Pflegeabtheilung für Bildungsunfähige und Blödsinnige, im Südflügel das Asyl für ältere, in der Anstalt grossjährig gewordene männliche Blödsinnige, die beschäftigungsfähig sind. Die Anstalt giebt jährliche Berichte aus, deren bis jetzt 12 erschienen sind. Das Anlage-Capital ist auf 80,000 Thlr. angewachsen, für dessen Begründung der Johanniter-Orden 18,000 Thlr. beisteuerte.

2. Irren-Pflegeanstalt im Alexianerkloster, Filial-Anstalt von Aachen. Specialdirector ist der Vorsteher der dortigen Alexianer, Engels. Arzt: Physikus Dr. Fürth. Bestand ca. 120 Kranke.

Gmund (Königreich Würtemberg).

St. Vincenz bei Schwäb.-Gmund, zunächst Privat-Heil- und Pflegeanstalt, nimmt vertragsmässig sowohl die Geisteskranken des Oberamtsbezirkes Gmund auf, bis über deren definitive Unterbringung entschieden ist, als auch sogenannte Staatspfleglinge beiderlei Geschlechts bis zu 25 an der Zahl.

Arzt: Dr. Schabel, Oberamtswundarzt in Gmund.

Behörde: Oberamtsphysikat Gmund und Königl. Aufsichtscommission in Stuttgart. — Station Gmund.

Bestand Anf.	1874:	98	(40 M. 58 W.)
Verpflegt	1873:	133	(56 M. 77 W.)
Aufgenommen .	„	38	(16 M. 22 W.)
Entlassen . . .	„	26	(11 M. 15 W.)
Gestorben . . .	„	9	(5 M. 4 W.)

Angestellt: 1 Arzt, 4 Wärter, 18 Schwestern, 1 Pförtnerin, 1 Ausläuferin.

Seit 1864. Die Anstalt ist neu erbaut aus den Mitteln der Congregation der barmherzigen Schwestern, mit Heisswasserheizung versehen, die sich in den 10 Jahren erprobt hat. 1869 wurden an die Umfassungsmauern sich anlehnend 3 Pavillons nach Art der Amerikanischen Baraken gebaut (1 für M., 1 für W.), und bestimmt zur Aufnahme der verblödeten und unreinlichen Kranken. Raum für 115—120 Kranke. Als Privatanstalt vertritt sie zugleich die Bezirksirrenanstalt, insofern zwischen der Congregation und der Amtscorporation ein Vertrag besteht, wonach Kranke des Bezirks provisorisch aufgenommen werden, bis über deren definitive Unterbringung in eine Anstalt entschieden ist. Ebenso 1867 ein Vertrag mit der Königl. Aufsichtscommission für Staatskrankenanstalten, demzufolge bis 25 sogen. Staatspfleglinge katholischer Confession aufgenommen werden können.

„Die Heilanstalt St. Vincenz in Schwäb. Gmund in ihren ersten 10 Jahren, Rechenschafts-Bericht von Dr. Schabel. Ellwangen 1874. 25 S.“

Göppingen (Königreich Würtemberg).

Christophsbad bei Göppingen, Privat-Heil- und Pflegeanstalt, selbständig.

Director und Besitzer Medicinalrath Dr. Landerer, Hilfsarzt der Männerabtheilung Dr. Borell, Hilfsarzt der Frauenabtheilung Dr. P. Landerer.

Behörde: Königl. Aufsichts-Commission für die Staatskrankenanstalten. — Station Göppingen, 10 Minuten entfernt.

Bestand Anf.	1874:	412 (236 M. 176 Fr.)
Verpflegt	1873:	515 (299 M. 216 Fr.)
Entlassen	„	92
Gestorben . . .	„	11.

Angestellt: 3 Aerzte, Oberinspector für Verwaltung der Landwirthschaft, Cassirer mit 2 Gehilfen, 2 Oberwärter, 2 Oberwärterinnen, 50 Wärter und Wärterinnen, 40 sonstiges Personal für Küche, Wäsche, Schneiderei, Schusterei, Schreinerei, Schlächterei, Bäckerei etc.; insg. 101. Ausserdem ein evangelischer und katholischer Geistlicher und ein Musiklehrer.

Seit 1. Mai 1852. Seit 1853 wird die Anstalt als Hilfsanstalt für die Staatsanstalten der Art benutzt, dass eine grosse Zahl von armen Kranken (Anf. 1874: 263 Kranke) theils auf Staats-, theils auf Gemeindekosten in ihr verpflegt werden, gegen eine Pension von 42 Kr. täglich. Die Anstalt hat in ihrer nächsten Nähe (10 Minuten entfernt) und in administrativer Einheit mit der Anstalt eine landwirthschaftliche Colonie „Freihof“, auf welcher 200 Morgen bewirthschaftet werden und namentlich ausgedehnte Viehzucht betrieben wird. Es befinden sich dort 40 männl. Kranke aus der Arbeiterklasse und eine kleine Anzahl von männl. Kranken höherer Stände, theils als Reconvalescenten, theils ebenfalls mit Landwirthschaft beschäftigt. Die Kranken leben dort in möglichst freien Verhältnissen und werden — wenn das Bedürfniss sich zeigt — auf längere oder kürzere Zeit in die geschlossene Anstalt zurückgenommen. Resultate befriedigend, Entweichungen höchst selten.

Umfassender Bericht über dieselbe von Dr. Landenberger 1866.

Görlitz (Schlesien).

Privat-Heil- und Pflegeanstalt für Nerven- und Gemüthskranke, selbständig.

Director und Besitzer Dr. Kahlbaum, 2. Arzt Dr. Ewald Hecker, Assistenzarzt Dr. N. Meyer.

Behörde: Regierung zu Liegnitz. — Station Görlitz.

Bestand Anf.	1874:	51 (32 M. 19 Fr.)
Verpflegt . . .	1873:	106
Aufgenommen .	„	46
Entlassen . . .	„	50
Gestorben . . .	„	9.

Angestellt: 3 Aerzte, 1 Ober-Inspector, 3 Abtheilungs-Inspectoren, 1 Oberwärter, 16 Wärter, 2 Oberinnen, 9 Wärterinnen, Wirthschafterin, Gärtner, Oberheizer, 2 Hausdiener, Kutscher, 5 Dienstmädchen; insges. 46.

Gegründet 1855 von Dr. H. Reimer.

Göttingen (Provinz Hannover).

Pronvinzialständische Irren-Heil- und Pflegeanstalt für die Provinz Hannover, selbständig.

Director Prof. Dr. L. Meyer, 2. Arzt Dr. Laudahn, Hilfsärzte Dr. Wiesinger, Dr. Lauenstein. Die Hilfsärzte (zugleich klinische Assistenten) werden nur für 1 Jahr angestellt.

Behörde: das Landesdirectorium zu Hannover. — Station Göttingen.

Bestand Anf.	1874:	334	(156 M.	178 Fr.)
Verpflegt	1873:	413	(197 M.	216 Fr.)
Aufgenommen .	„	112	(52 M.	60 Fr.)
Entlassen . . .	„	52	(26 M.	26 Fr.)
Gestorben . . .	„	27	(15 M.	12 Fr.)

Ausgaben: 67,526 Thlr. — Verpflegungstage der Kranken 119,543, der Angestellten 22,728. Zur Beköstigung verausgabt 31,494 Thlr.

Angestellt: 4 Aerzte, Inspector, Geistlicher, Cassen- und Rechnungsführer, Oberwärter, Oberwärterin, 24 Wärter, 23 Wärterinnen, Haushälterin, Oberwäscherin, Gärtner, Maschinist, Heizer, Heizergehilfe, Portier, Bote, Knecht, 3 Mägde; insges. 68.

Pensionsberechtigung nur für Beamte mit Ausnahme der beiden Hilfsärzte. Eröffnet 1866.

Asyl Gorze (Lothringen).

Pflegeanstalt für hilfsbedürftige, arme und hilfslose Personen aller Art aus Lothringen, Bezirkspflegeanstalt, selbstständig, mit Abtheilung für psychiatrische Fälle für Lothringen.

Director Genot, Dr. med. Bar.

Behörde: Bezirks-Präsidium von Lothringen. — Station Nuvéant zwischen Nancy und Metz.

Bestand in toto Anf. 1874: 216.

Besteht seit 3 Jahrhunderten.

Gotha (Herzogthum Sachsen-Coburg).

Privat-Heil- und Pflegeanstalt des Dr. Ortlep, früherem Arzte der öffentlichen Irrenanstalt. Letztere ist 1872 aufgelöst. — Station Gotha.

Bestand Anf. 1874: 27 (10 M. 17 Fr.)
Verpflegt. . . . 1873: 37 (17 M. 20 Fr.)
Entlassen . . . „ 9 (6 M. 3 Fr.)
Gestorben . . . „ 1 (1 M. — Fr.)

Greifswald (Provinz Pommern).

Irren-Heilanstalt für Neuvorpommern und Rügen, öffentlich und selbständig.

Aerzte: Prof. Dr. Arndt, Director; Dr. Hoppe, Hilfsarzt; Dr. Kolbe, Volontairarzt.

Behörde: Neu-Vorpommerscher Landkasten zu Stralsund. — Station Greifswald.

Bestand Anf. 1874: 54 (26 M. 28 Fr.)
Verpflegt. . . . 1873: 112.
Aufgenommen . „ 56.
Entlassen . . . „ 51.
Gestorben . . . „ 7.

Ausgabe-Etat pro 1873 = 6515 Thlr. — Verpflegungstage a. für Kranke = 20,131, b. für Beamte = 730, c. für Wart- und Dienstpersonal = 2964. — Administrations-Kosten = 3145 Thlr., Verpflegungs-Kosten = 3370 Thlr.

Angestellt: Ausser den beiden Aerzten 1 Inspector und dessen Frau, 4 Wärter, 4 Wärterinnen, 1 Bote, 1 Köchin; insges. 14.

Keine Pensionsberechtigung. Die Anstalt, zum klinischen Unterricht benutzt, nimmt auch unter besonderen Bedingungen Volontairärzte auf.

Seit 1859 selbständig, vorher Abtheilung des klinischen Instituts.

Grossweitschen (Kgr. Sachsen).

Irrenpflegeanstalt, öffentliche, für das Kgr. Sachsen, selbstständig, Neubau für 300 Pfleglinge, zunächst zur Entleerung der Anstalten zu Colditz. — Station Scheergrund, zwischen Grossweitschen und Döbeln. Eröffnung 1875.

Haina (Provinz Hessen).

Landes-Hospital, öffentliche Pflegeanstalt für unheilbare männliche Geisteskranke, Epileptische, hilflose Blinde und Gelähmte des Regierungbezirks Cassel.

Vorsteher: Fr. Quentin. Hospitalarzt Dr. O. Scheel.

Behörde: Communalständischer Verwaltungs-Ausschuss zu Cassel. — Station Kirchhain (Main-Weser-Bahn).

Bestand Anf.	1874:	228 Geisteskranke,
„ „	„	39 Epileptische,
		267, ausserdem 328 körperlich Kranke.
Aufgenommen .	1873:	31 (M.)
Entlassen . . .	„	3 (M.)
Gestorben . . .	„	29 (M.)

Ausgabe-Etat: 67,380 Thlr. (persönliche Ausgaben und Verwaltungskosten 11,925, Verpflegungskosten 30,604, Unterhaltung von Gebäuden 7485, Forstverwaltung 17,366 Thlr.). Von 131,238 Verpflegungstagen kamen 126,841 auf Pfleglinge, 4394 auf Angestellte.

Angestellt: Vorsteher, Arzt, Hausverwalter, Rendant, Pfarrer, Organist, Oberwärter, 14 Wärter, Pförtner, Koch und Gehilfe, Gärtner, Schuster, 3 Schneider, 2 Schreinergesellen, Wagenwärter, Polizeiaufseher und Executor. Die technische Verwaltung der Forsten wird von 3 Oberförstern und 12 Unterförstern besorgt.

Pensionsberechtigung.

Seit 1533, „für arme Wahnsinnige und Presshafte“ von Landgraf Philipp von Hessen bestimmt, und befindet sich zum Theil noch in den 1858 restaurirten Gebäuden eines 1524 säcularisirten Cisterzienserklosters, dessen 3schiffige, Anfang des 13. Jahrh. im frühgothischen Stile erbaute grosse Hallenkirche besonders bemerkenswerth ist, vgl. „Justi, das Hospital Haina, Marburg 1803“. Die Anstalt existirt meist aus eigenem Vermögen, welches aus Capitalien, mehreren Landgütern von 580 Hectaren von Land und Wiesen und aus 6730 Hectaren Wald besteht.

Durch Pfleglinge wurde von 1871 — 1873 5682 Thlr. bezahlt.

Der Regierungsbezirk Cassel zählte 1871 767,383 Seelen, darunter 855 Blinde, 969 Taubstumme und 2287 Blöd- und Irrsinnige.

Hall (Kronland Tyrol).

Landes-Irrenanstalt für das Kronland Tyrol.

Director Sanit.-Rath Dr. J. Stolz, 1. Hilfsarzt Dr. A. Nagy, 2. Hilfsarzt Dr. K. Mayrhofer.

Behörde: der Landesausschuss. — Station Hall.

Bestand Anf.	1874:	251	(127 M.	124 Fr.)
Verpflegt . . .	1873:	340	(185 M.	155 Fr.)
Aufgenommen .	„	96	(58 M.	38 Fr.)
Entlassen . . .	„	68	(50 M.	18 Fr.)
Gestorben . . .	„	21	(8 M.	13 Fr.)

Halle a. S. (Provinz Sachsen).

Provinzial-Irren-Heil- und Pflege-Anstalt für die Provinz Sachsen.

Aerzte: Dr. Koeppe, Director; Dr. von Gellhorn, 2. Arzt; Dr. Kroewes und Dr. Paetz, Assistenz-Aerzte.

Behörde: Ober-Präsidium, vertreten durch die Königl. Regierung zu Merseburg. — Station Halle a. S.

Bestand Anf.	1874:	597	(319 M.	278 Fr.)
Verpflegt	1873:	783	(427 M.	356 Fr.)

Aufgenommen .	1873:	215
Entlassen . . .	„	101
Gestorben . . .	„	85.

Ausgabe: bei 213,682 Verpflegungstagen der Kranken und 21,980 der Angestellten an Verpflegungskosten 55,833 Thlr., (darunter für Beköstigung 47,902 Thlr., für Bekleidung III. Cl. 5175 Thlr., für Arzneien 1112 Thlr.), an Administrations-Kosten 30,105 Thlr., (darunter für Gehälter und Löhne 12,646 Thlr., Beschaffung und Unterhaltung der Utensilien 2634 Thlr., Heizungs-Material 3732 Thlr., Erleuchtungs-Material 2077 Thlr.), in Summa 85,938 Thlr.

Angestellt: Director und 1. Arzt, 2. Arzt, Assistenz-Arzt, Hülfs- (Volontair-) Arzt, evangelischer Geistlicher, Inspector und Rendant, Oeconom, Secretair, Büreau - Gehilfe, Oberwärter, 19 Wärter (Etat 28), Oberwärterin, 20 Wärterinnen (Etat 27), 2 Köchinnen, 2 Küchenmägde, Waschaufseherin, 4 Waschmägde, Hausschlosser und Maschinenwärter, Gärtner, Nachtwächter, Portier; insges. 63 Personen.

Pensionsberechtigt nur der Director, bisher hat jedoch der Landtag Allen, die nach der üblichen Dienstzeit weggingen, dieselbe Pension und noch mehr gewährt wie der Staat.

Die Anstalt dient zu klinischem Unterricht, nimmt Volontair-Aerzte auf.

Besteht seit 1844.

Hamburg (Freie Stadt Hamburg).

1. Irrenstation des allgemeinen Krankenhauses, Pflegeanstalt für den Hamburg. Staat.

Aerzte: Oberarzt Dr. Reye, 2. Arzt Dr. J. A. Schmidt.

Behörde: Krankenhaus-Collegium. — Station Hamburg.

Bestand Anf.	1874:	192	weibl. Kranke.
Verpflegt	1873:	273	
Aufgenommen .	„	80	
Entlassen	„	31	
Gestorben	„	50	

Ausgabe-Etat: bildet einen Theil des Etats für das ganze Krankenhaus.

Angestellt: Oberarzt, zweiter Arzt, Stations-Inspector, 11 Wärterinnen; insges. 14. Etwaiges sonstiges Personal gehört dem allgemeinen Krankenhause an.

Pensionsberechtigt sind Oberarzt und Stations-Inspector, und zwar in der Pensionskasse für Wittwen und Waisen. Die Pensionirung eines andern Beamten wird in jedem Falle besonders beantragt.

Besteht seit 1823. Beschreibung der Irrenstation und Jahresberichte, grösstentheils in Verbindung mit Friedrichsberg, sind im allgemeinen Krankenhause vorhanden.

2. Alsterdorfer Anstalten.

St. Nicolai-Stift, Asyl für Schwach- und Blödsinnige, Kinderheim, private Heil- und Pflegeanstalt, selbständig.

Director Pastor Dr. H. Sengelmann, Districtsarzt Dr. G. Nevile.

Behörde: ein Vorstand. — Station Hamburg.

Zöglinge:	körperlich und geistig gesund	33
	körperlich gesund und geistig gebrechlich	112
	körperlich gebrechlich und geistig gebrechlich	20
	körperlich gebrechlich und geistig gesund	9
	in Summa	174.

Ausgaben: 22,000 Thlr.

Angestellt: 51 incl. Ehefrauen von 4 Beamten, 7 Dienstboten.

Es besteht das St. Nicolaistift seit 1850, das Asyl seit 1863, das Kinderheim seit 1872.

Ausser sporadischen Blättern und Jahresberichten ist die Geschichte der Anstalten enthalten in „die Alsterdorfer Anstalten, ein Lebensbild gezeichnet von Pastor H. Sengelmann. Frankf. a. M. bei Alt 1871“. Monatl. erscheint: „Der Bote aus dem Alsterthal“.

Hasserode (bei Wernigerode, Prov. Sachsen).

„Zum guten Hirten", öffentliche Erziehungsanstalt für schwach- und blödsinnige Mädchen, selbständig, für die Provinz Sachsen und das Herzogthum Anhalt.

Vorsteher: Hausvater Schmidt, Arzt Sanitätsrath Dr. Friedreich, Physikus zu Wernigerode. — Station Wernigerode, $\frac{1}{2}$ St. entfernt.

Die Anstalt steht unter der Oberaufsicht des Gr. Stolb.-Consistoriums zu Wernigerode, unter einem Verwaltungsrath und Vorstand, dessen Vorsitzender der Graf Stolb.-Regierungsrath von Rosen zu Wernigerode ist.

Bestand Anf.	1874:	16	Mädchen.
Verpflegt	1873:	18	-
Entlassen . . .	„	5	-
Aufgenommen .	„	3	-
Gestorben . . .	„	—	-

Ausgaben: 2067 Thlr. bei 6387 Verpflegungstagen der Kranken und 1917 der Angestellten.

Angestellt: Hausvater und Frau, Lehrerin, Magd.

Seit 9. Juni 1861. Am 17. October 1867 ist ein neues grösseres Etablissement erworben. — Periodische Berichte sind veröffentlicht.

Heppenheim (Grossherzogthum Hessen).

Grossherzoglich Hessische Landes-Irrenanstalt bei Heppenheim, öffentliche selbständige Heil- und Pflegeanstalt für das Grossherzogthum Hessen.

Director Dr. Ludwig, 1. Assistenzarzt Dr. Werle, 2. Assistenzarzt Dr. Wittich.

Behörde: die Grossh. Provinzial-Direction Starkenburg zu Darmstadt. — Station Heppenheim (Main-Neckar-Bahn).

Bestand Anf.	1874:	241	(109 M. 132 Fr.)
Verpflegt	1873:	371	(109 M. 132 Fr.)
Aufgenommen .	„	118.	
Entlassen . . .	„	96.	
Gestorben . . .	„	34.	

Ausgabe: 211,197 Rm. (für Verspeisung 117,409 Rm.,

für Getränke 11,843 Rm.) bei 90,920 Verpflegungstagen der Kranken, der Angestellten 16,879.

Angestellt: 3 Aerzte, Rechner (zugleich Verwalter, Architekt), Oberwärter, Oberwärterin, 20 Wärter, 20 Wärterinnen, Küchenhaushälterin, 4 Küchenmägde, Weisszeughalterin, 5 Waschmägde, Kutscher, Hausknecht, Portier, Gärtner, Werkführer, 2 Bureaugehilfinnen; insges. 64.

Pensionsberechtigt sind die 8 Beamten.

Seit 1866.

Hildburghausen (Sachsen-Meiningen).

Herzoglich Sachsen-Meiningische Irren-Heil- und Pflegeanstalt, zunächst für das Herzogthum Sachsen-Meiningen. Laut Staats-Vertrag vom 8. April 1869 finden ausserdem 50 Kranke aus dem Herzogthum Koburg-Gotha und 25 Kranke aus dem Fürstenthum Schwarzburg-Rudolstadt Aufnahme; (z. Z. 18).

Aerzte: Director Dr. Ed. Liebmann, Assistenzarzt Dr. H. Rebs.

Behörde: Herzogliches Staatsministerium, Abtheilung des Innern. — Station Hildburghausen (Werra-Bahn).

Bestand Anf.	1874:	184 (106 M. 78 Fr.)
Verpflegt	1873:	184
Aufgenommen .	„	72
Entlassen . . .	„	25
Gestorben . . .	„	24.

Ausgaben: 42,300 Gulden (Administration 11,300, Verpflegung 31,300) bei Verpflegungstagen der Kranken 62,152, der Angestellten 9330.

Angestellt: 2 Aerzte, Inspector, Hausverwalter, Oberwärter, Oberwärterin, 10 Wärter, 8 Wärterinnen, Hausdiener, 5 Personen für Besorgung der Küche und Wäsche; insges. 30.

Pensionsberechtigt Director, Inspector und Hausverwalter.

Seit 1866 wurde die neu von 1862 an gebaute Anstalt durch 54 Kranke aus der mitten in der Stadt befindlich gewesenen Anstalt bezogen. Erst 1870 wurde die neue Anstalt baulich vollendet, 1873 mit einem nahe gelegenen Oeconomiegebäude mit 10 Kranken versehen. Die Anstalt zählt jetzt

(Oct.) 193 Kranke und ist nahezu voll besetzt, nur auf der Frauen-Abtheilung können einige Ruhige noch untergebracht werden.

Berichte jährlich an die Behörde.

Hildesheim (Provinz Hannover).

Provinzialständische Heil- und Pflegeanstalt, selbständig.

Director Geh. Sanit.-R. Dr. Snell, 2. Arzt Dr. Wiebecke, 1. Hilfsarzt Dr. Hemkes, 2. Hilfsarzt Dr. Bartens, 3. Hilfsarzt Dr. Gerstenberg, 4. Hilfsarzt Dr. Gergens.

Behörde: Landesdirectorium und ständischer Ausschuss. — Station Hildesheim.

Bestand . . . . Anf.	1874:	685 (384 M. 301 Fr.)
Verpflegt	1873:	789
Aufgenommen	„	107
Entlassen	„	42
Gestorben	„	62
Bestand am 16. Oct.	1874:	732 (395 M. 337 Fr.).

Ausgabe-Etat 132,020 Thlr. Verpflegungstage der Kranken 249,797, der Angestellten 48,792. Administrationskosten 24,785 Thlr. incl. Besoldung 11,973, Löhne 11,436, Verpflegungskosten 107,235 Thlr., darunter Baukosten 12,851.

Für Beköstigung wurden verausgabt 67,862 Thlr.; die Beköstigung pro Kopf und Tag in der I. Cl. 18 Sgr. 4 Pf., in der 2. Cl. 13 Sgr. 2,8 Pf., in der 3. Cl. 5 Sgr. 8,69 Pf.

Angestellt: 6 Aerzte, Inspector, evang. Geistlicher, kath. Geistlicher, Lehrer, Rendant, Bureau-Assistent, 3 Hausverwalter, 3 Oberaufseher, 2 Oberaufseherinnen, 52 Wärter, 38 Wärterinnen, 3 Haushälterinnen, 1 Oberwäscherin, 12 Knechte, 18 Mägde, Gärtner, Hofjunge. Insg. 146.

Pensionsberechtigung für Beamte. Wärter u. Wärterinnen erhalten bei Dienstunfähigkeit fortlaufende Unterstützungen.

Besteht seit 1827.

Die Anstalt besteht aus 4 Abtheilungen: Heilanstalt (ca. 220 Kr.), Pflegeanstalt für Männer (220 Kr.), Pflegeanstalt für Frauen (240 Kr.) und Gartenbau-Colonie in Einum (45 Kr.) seit 1864.

Hofheim (Grossherzogthum Hessen).

Grossherzoglich Hessisches Landes-Hospital Hofheim, öffentliche Irren-Heil- und Pflegeanstalt für das Grossherzogthum.

Director Dr. Sehrt. 1. Assistenz-Arzt Dr. Weber, 2. Assistenz-Arzt Dr. Lehr.

Behörde: Grossh. Prov.-Direction Starkenburg. — Post u. Station Goddelau, Riedbahn.

Bestand Anf.	1874:	351	(186 M. 165 Fr.)
Verpflegt	1873:	428	(221 M. 207 Fr.)
Aufgenommen .	„	67	(27 M. 40 Fr.)
Entlassen . . .	„	41	(19 M. 22 Fr.)
Gestorben . . .	„	36	(16 M. 20 Fr.)

Angestellt: 3 Aerzte, Rentmeister, Hausverwalter, Oberwärter, Oberwärterin, 21 Wärter, 19 Wärterinnen, Küchenhaushälterin, 5 Küchenmägde, Weisszeugbeschliesserin nebst Gehilfin, 4 Waschmägde, Küfer und Bierbrauer mit 1 Gesellen, Schreiner mit einem Gesellen, Schustergesell, Bäcker, Gärtner, Oeconomiemagd, Pferdeknecht, Nachtwächter, 4 Bureaugehilfen; insges. 73.

Pensionsberechtigt die 3 Aerzte und 2 Verwaltungs-Beamte.

Seit 1533, früher zugleich Siechenhaus.

Hornheim (bei Kiel in Schleswig-Holstein).

Jessen'sche Privat-Heil- und Pflegeanstalt, selbständig, zu diesem Zwecke neu gebaut.

Director und Besitzer: Dr. W. Jessen. — Station Kiel, ½ Stunde entfernt

Der Krankenbestand beträgt durchschnittlich 50.

Seit 1845 gegründet.

Hubertusburg (Königreich Sachsen).

Pflegeanstalt, selbständig im Verbande einer Anzahl Pflegeanstalten, bestimmt für unheilbare weibliche Irre des Königreichs Sachsen und für bildungsunfähige Kinder beiderlei Geschlechts desselben Landes.

Director Medicinalrath Dr. Ehrt, 2. Arzt Dr. Köhler, 1 Hilfsarzt Dr. Stölzner.

Behörde: Königl. Sächs. Ministerium des Innern. — Station Dahlen (Leipz.-Riesa-Dresden).

	a. Pflegehaus für weibl. Irre.	b. für bildungsunfähige Kinder (Kinderstation).
Bestand Anf. 1874:	920.	150 (84 M. 66 W.)
Verpflegt . . . 1873:	1020.	181 (104 M. 77 W.)
Aufgenommen „	96.	44 (25 M. 19 W.)
Entlassen . . . „	19.	17 (14 M. 3 W.)
Gestorben . . „	81.	14 (6 M. 8 W.).

Erziehungsanstalt für bildungsfähige blödsinnige Kinder mit dem Bestande am 1. Jan. von 64 (42 M. 22 W.).

Zahl der Verpflegungstage in der Irrenversorganstalt 338,010, in der Kinderstation 54,990, der Verpflegungstage des Wartepersonals und der Bediensteten in der Irrenversorganstalt 29,000, in der Kinderstation 3650 Verpflegtage. — Der Ausgabe-Etat ist betreffs des Irrenversorghauses und der Kinderstation nicht genau zu präcisiren, da Einrichtungen und Verpflegung mit den übrigen Anstalten gemeinschaftlich sind.

Für Irrenversorganstalten und Kinderstation sind allein angestellt: Hausmeister, Hausvater, Oberin, 4 Aufseherinnen, 2 Maschinenwärter, Waschvorgesetzte, Thorwärterin, 3 Oberwärterinnen und 80 Wärterinnen, mit den übrigen Anstalten 3 Aerzte und 2 evangelische Geistliche, 1 Organist, 1 Lehrer und 10 Personen im Expeditionsberuf, sowie 20 zum allgem. Aufsichts-Wach-Thordienst, Küchendienst; insges. 131.

Sämmtliche Beamte sind pensionsberechtigt, incl. des Personals der Bediensteten und Wärterinnen. Für das dem Staatspensionsinstitut als Staatsdiener nicht angehörige niedere Beamtenpersonal besteht eine besonders dazu begründete Wärterkasse (für alle Landesanstalten).

Die Anstalt nimmt Volontairärzte als Extraneer auf.

Besteht seit 1851. Nachdem nämlich in das mit den Strafanstalten zu Hubertusburg vereinigte Landkrankenhaus schon vorher einige Male Kranke aus der überfüllten Anstalt Colditz versetzt worden waren, darunter unheilbare weibliche

Irre, erfolgte 1851 die Ueberführung aller in Colditz befindlichen weiblichen Pfleglinge nach Hubertusburg, das inzwischen grosse Neubauten erhalten hatte. Die Kinderstation wurde 1846 errichtet, um den vielen bildungsunfähigen Kindern, welche bei Gelegenheit der 1845 erfolgten Gründung einer Erziehungsanstalt für bildungsfähige Kinder neben solchen eingeliefert worden waren, ein Asyl zu gründen.

Periodische Berichte finden sich im Jahrbuch des Landes-Medicinal-Collegii des Königreichs Sachsen.

Illenau (Grossherzogthum Baden).

Heil- und Pflegeanstalt bei Achern, Staatsanstalt für das Grossherzogthum Baden.

Aerzte: Director Geheimrath Dr. med. Ch. Roller, 2. Arzt Geh. Hofrath Dr. med. C. Hergt, Assistenzarzt Dr. H. Schüle, Hilfsarzt Dr. L. Kirn, Hilfsarzt Dr. Chr. Roller, Hilfsarzt Dr. A. Eichholt, Hilfsarzt Dr. C. Schuler.

Behörde: Grossh. Verwaltungshof und Ministerium des Innern. — Station Achern, an der Linie Heidelberg-Basel, 20 Minuten entfernt.

Bestand Anf.	1874:	387	(192 M.	195 Fr.)
Verpflegt . . .	1873:	785	(381 M.	404 Fr.)
Aufgenommen .	„	382	(184 M.	198 Fr.)
Entlassen . . .	„	367	(171 M.	196 Fr.)
Gestorben . . .	„	31	(18 M.	13 Fr.).

Ausgaben: 216,897 Fl. und zwar Aufwand für Grundstücke und Gebäude 10,309, Verpflegungskosten 110,699, Heilkosten 9425, Kleider 7888, Bettwerk 4294, Zimmergeräthe 3736, Heizung 7189, Beleuchtung 4148, Reinigung 5991, Kirchen und Schule 150, Belohnungen 1207, Beerdigungen 267, Besoldungen 15,148, Gehalte 35,259, Büreau 507, Porto 673 Fl. bei 149,206 Verpflegungstagen der Kranken und 44,165 der Angestellten.

Angestellt: 7 Aerzte, Verwalter, evang. und kath. Geistlicher, Musiklehrer, Turnlehrer, Directionsgehilfe, 1 Buchhalter, Cameralassistent, Actuar, Scribent, Oeconom, Hausmeister, 2 Oberwärter, 23 Wärter, 12 Privatwärter, 3 Oberwärterinnen,

31 Wärterinnen, 23 Privatwärterinnen, Apotheker, Stösser, 4 Werkmeister, Thorwart, Canzleidiener, Nachtwächter, Gebietswächter u. Postbote, Heizer, Brunnenmeister, Badmeister, 2 Gärtner, Köchin, 7 Küchenmädchen, Metzger, 2 Kutscher, 2 Melker, 2 Bäcker, Schreinergehilfe, Schustergehilfe, Schlossergehilfe, Weisszeugbeschliesserin, 11 Waschmädchen und Strassenwart; insges. 159.

Pensionsberechtigt 3 Aerzte, Verwalter, 2 Geistliche. Von den nicht in diese Classe der Staatsdiener gehörigen Bediensteten sind mit Signatur des Grossh. Verwaltungshofes nach einem bestimmten Gesetz pensionsfähig erklärt: 45 männl. und 34 weibliche Angestellte.

Nach einer Verordnung (Allg. Ztschr. f. Psych. Bd. X. S. 73) ist den Aerzten ein dreimonatl. Aufenthalt gestattet, in Folge dessen der Besuch von etwa 60 Medicinern (nach vollendetem Examen) geschehen ist.

Seit Spätjahr 1842. „Allg. Ztschr. f. Psych. Bd. I. S. 214“. „Illenau, Heidelberg, Winter, 1852“. „Illenau, mit Ansichten und Plänen. Karlsruhe, 1865“.

Ilten (Hannover).

Privat-Heil- und Pflegeanstalt für Gemüths- und Nervenkranke, selbständig.

Director und Besitzer: Dr. Ferd. Wahrendorff, Sanitätsrath; Hilfsarzt: Menden, pract. Arzt. — Station Lehrte bei Hannover.

Bestand Anf.	1874:	46 (28 M. 18 Fr.)
Verpflegt . . .	1873:	66
Aufgenommen .	„	22
Entlassen . . .	„	18
Gestorben . . .	„	2.

16,138 Verpflegungstage der Kranken, 7893 des Personals.

Angestellt: Director, Hilfsarzt, Inspector, Oberin, Gesellschafterin, Wirthschafterin, Wirthschaftsgehilfin, Gärtner, Kutscher, 5 Wärter, 2 Eleven, 8 Wärterinnen, 3 Hausmädchen; insges. 27 Personen.

Bestand seit 13 Jahren. Ursprünglich Amtshaus mit Areal

von 60 Morgen, früher gepachtet, seit November 1872 käuflich erworben, enthält Familienwohnung des Besitzers, Küche, Wirthschaftsräume, Speisesaal und 7—8 Zimmer für Pensionaire. Daneben ein Neubau für 4 Kranke (Schlaf- und Wohnzimmer), Waschküche, Badezimmer. In einem andern Hause werden alle neu Eintretenden aufgenommen, im Erdgeschoss die Männer, oben die Frauen, ist für 20 Kranke bestimmt. Ausserdem 2 Pachtwohnungen, die eine für Männer, die andere für Frauen. Seit 1869 besteht eine kleine Irren-Colonie, worin bis jetzt 19 Kranke aufgenommen sind.

Inzersdorf (Nieder-Oesterreich).

Privatheilanstalt für Nerven- und Gemüthskranke der DDr. Breslauer und Fries zu Inzersdorf No. 96 nächst Wien.

Behörde: Bezirksgericht Hietzing. — Station Inzersdorf.

Bestand Anf. 1874: 12 (7 M. 5 Fr.)
Verpflegt . . . 1873: 18
Entlassen . . . „ 7
Gestorben . . . „ 1.

Angestellt: 2 Aerzte, Wirthschafterin, 4 Wärterinnen, 7 Wärter; insges. 14.

Seit April 1872, neu begründet durch Dr. Breslauer, emer. Assistent der Anstalt in Döbling, und Dr. Fries, früher Assistent in Werneck.

Irsee (Schwaben und Neuburg).

Kreisirrenanstalt für den Königl. Bayr. Regierungsbezirk Schwaben und Neuburg, Heil- und Pflegeanstalt, selbständig.

Aerzte: Director Dr. Kiderle, 1. Assistenzarzt Dr. Julius, 2. Assistenzarzt Cottenkamp.

Behörde: Königl. Regierung von Schwaben und Neuburg. — Station Kaufbeuren.

Bestand Anf. 1874: 277 (145 M. 132 Fr.)
Verpflegt . . . 1873: 370 (191 M. 179 Fr.)
Aufgenommen . „ 101 (56 M. 45 Fr.)
Entlassen . . . „ 54 (29 M. 25 Fr.)
Gestorben . . . „ 39 (17 M. 22 Fr.).

Ausgaben: 92,547 Fl., der Administration 44,027, (Sold 15668, Heizung und Licht 5870, Inventar 1580, Baurepar. 5450, Wäsche 1641, Ergötzung 748, Unterstützungen 2000 Fl.), der Verpflegung 48,520 Fl. — Verpflegungstage der Kranken 98,319, der Angestellten 17,910.

Angestellt: 3 Aerzte, Verwalter, Rechnungsführer, Kanzleigehilfe, kath. und protest. Geistlicher, Lehrer, Oberwärter mit 15 Wärtern, Oberwärterin mit 15 Wärterinnen, Bäcker, Gärtner, 2 Pförtner, Hausdiener, Bote, Oberköchin mit 3 Mägden, Oberwäscherin mit 4 Waschmägden, 2 Hausmägde; insges. 58.

Pensionsberechtigt sind nur die Beamten (Director und Verwalter).

Seit 1849. Berichte im Amtsbl. f. d. Kreis Schwaben im J. 1858 und 1869. Die Ueberfüllung der Anstalt hat zum Neubau einer 2. Irrenanstalt für den Kreis bei Kaufbeuren gedrängt.

Jena (Grossh. Sachsen-Weimar).

1. Irren-Heil- und Pflegeanstalt, Staatsanstalt für Grossh. Sachsen-Weimar, vornehmlich Heilanstalt, da sie die ruhigen unheilbaren Irren an das Carl-Friedrichs-Hospital zu Blankenhain abgiebt, mit Colonie Capellendorf.

Director: Prof. Dr. F. Siebert. Hilfsarzt Dr. Rothhaupt für Jena, Hilfsarzt Dr. Grieshammer für Capellendorf.

Behörde: Grossh. Staatsminist., Depart. des Innern. — Station Jena. Für Capellendorf: Apolda.

Bestand Anf.	1874:	112	(66 M. 46 Fr.)
Verpflegt . . .	1873:	190	(118 M. 72 Fr.)
Aufgenommen	„	82	(52 M. 30 Fr.)
Entlassen . . .	„	61	(36 M. 25 Fr.)
Gestorben . . .	„	13	(11 M. 2 Fr.).

Die Pfleganstalt Kapellendorf, 1½ St. von Jena entfernt, früher eine alte Ritterburg, in romantischer Lage, theilweise noch unausgebaut, mit geringem Terrain, daher die Pfleglinge sich auf benachbarten Gütern verdingen.

2. Privatanstalt des Prof. Dr. Siebert für Nervenleidende jeder Art, Residuen schwerer anderweitiger Krankheiten, Neuralgien, Lähmungen, leichtere psychische Störungen, bei denen Beschränkung der persönlichen Freiheit noch nicht nöthig ist, daher Formen von Manie und Wahnsinn als das familiale Zusammenleben allzusehr störend ausgeschlossen sind, Hysterie und chron. Frauenkrankheiten, Lungen- und Herzkrankheiten. Die Kranken sind theilweise im Wohnhause des Besitzers, theils in einem zweistöckigen Neubau, der im Garten ist, untergebracht.

Kaiserswerth (Rheinprovinz).

Privat-Heilanstalt für weibliche Gemüthskranke evang. Confession, doch haben sich im Laufe der Zeit manche incurable Pfleglinge angesammelt, die, wenn sie nicht stören oder den Raum nicht beengen, behalten werden. Nach Gebäuden und Garten gesondert, doch ein Zweig der Diaconissen-Anstalt.

Vorsteher: Pastor G. Fliedner, als Vertreter des Pastor Disselhoff, des Inspectors der Diaconissen-Anstalt. Arzt: Dr. Hintze.

Behörde: Oberprocuratur in Düsseldorf. Station: Düsseldorf oder Calcum.

Bestand Anf.	1874:	44 Fr.
Verpflegt	1873:	73 Fr.
Aufgenommen .	„	36 Fr.
Entlassen	„	27 Fr.
Gestorben . . .	„	3 Fr.

Verpflegungstage 14,895.

Angestellt: 1 Geistlicher als Seelsorger und Director, 1 Arzt, 18 Diaconissinnen als Pflegerinnen, 2 Mägde, Hausknecht; insges. 23; jedoch die beiden ersten nicht ausschliesslich für diese Anstalt.

Die Diaconissen haben, wenn sie arbeitsunfähig werden, freien Unterhalt bis zum Tode.

Besteht seit 1852.

Katharinenthal (Canton Thurgau).

Kranken- und Greisen-Asyl, öffentliche Pflegeanstalt für Körper- und Geisteskranke des Canton Thurgau.

Director: Dr. J. Brunner.

Behörde: Regierungsrath. — Station Schafhausen. Nächste Dampfbootstation Distenhofen bei Schafhausen.

Bestand Anfang	1874:	169
Verpflegte Irre . .	1873:	176 (70 M. 106 W.)
Aufgenommen . .	„	47
Entlassen	„	2
Gestorben	„	5.

Ausgaben: ca. 70,664 Frcs. Ein Pflegling kostet 1 Frc. 10 Cent. pro Kopf und Tag.

Angestellt: 1 Director, Hausvater und Hausmutter für die Oeconomie der Anstalt.

Keine Pensionsberechtigung.

Besteht seit Mai 1871 in einem früheren Nonnenkloster. Jährlicher Bericht an den Regierungsrath.

Kaufbeuern (Kgr. Bayern).

Kreis-Irrenanstalt für den königl. bayr. Regierungsbezirk Schwaben und Neuburg. Heil- und Pflegeanstalt. Neubau in Ausführung, der Bezug gegen Ende 1875 projectirt. Eisenbahn-Stationsort. Diese Anstalt für 200 Kranke soll vorwaltend dem Heil- und die alte, Irsee, dem Pflegezwecke dienen, ohne heilbare Kranke auszuschliessen. Beide Anstalten, 1 Stunde von einander entfernt, werden unter eine Direction und soweit thunlich auch unter eine Verwaltung gestellt.

Kennenburg (Kgr. Würtemberg).

Privat-Irren-Heil- und Pflegeanstalt bei Esslingen, selbstständig, im Besitz der verw. Hofräthin Dr. Stimmel.

Dirig. Arzt: Dr. L. A. Hug, seit Januar d. J., früher Assist. bei Dr. Falco und Professor Hagen.

Behörde: Königl. würt. Oberamtsphysikus in Esslingen und Aufsichts-Commission in Stuttgart. Station: Esslingen, $^1/_2$ Stunde entfernt.

Bestand Anf. 1874: 11 (6 M. u. 5 Fr.)
Verpflegt. . . . 1873: 49
Aufgenommen. „ 25 (12 M. u. 13 Fr.)
Entlassen . . . „ 35 (18 M. u. 17 Fr.)
Gestorben . . . „ 3 M.

Administrationskosten: 10,000 Fl., Verpflegungskosten: 18,000 Fl.

Angestellt: Dir. Arzt, Oberwärter, Oberwärterin, 6 Wärter, 2 Wärterinnen, Portier, Bote, Keller- und Bademeister, Servirmädchen, Köchin, Spulmädchen, Haushälterin, Weisszeugverwalterin, Gärtner, Gartenbursche; insges. 21.

Besteht seit 1845, vom Hofr. Dr. Stimmel gegründet. Dr. Stark, Bericht über die Heilanstalt Kennenburg, ihre Lage, Einrichtungen und Leistungen innerhalb der letzten 9 Jahre (1860—1869), Stuttgart, Grüningen. 39 S.

Kessenich (Rheinprovinz).

Privat-Heil- und Pflegeanstalt für Gemüths- und Nervenkranke bei Bonn, selbständig.

Director und Besitzer Dr. Peters.

Behörde: Kgl. Reg. zu Cöln. — Station Bonn, 25 Min. entfernt.

Bestand Anf. 1874: 18 (11 M. 7 W.)
Verpflegt . . . 1873: 28 (15 M. 13 W.)
Aufgenommen. „ 12 (7 M. 5 W.)
Abgegangen . „ 10 (4 M. 6 W.)
Gestorben . . . „ 0.

Verpflegungstage der Kranken 6943. Das Personal bestand neben Director aus 2—3 Wärtern, 2 Wärterinnen und 6 Anderen für Haushaltung und Wäsche.

Besteht seit 1862. Jährliche Berichte an die Regierung zu Cöln.

Kiel (Prov. Schleswig-Holstein).

Idioten-Anstalt, private Anstalt für Besserung und Pflege, zunächst für Holstein, selbständig.

Director: Johann Meyer. Arzt Sanit.-Rath Physikus

Dr. Jens. Behörde: In sanitätlicher Beziehung das Kreisphysikat, in Beziehung der Schule das Stadtschulcollegium. — Station Kiel.

Bestand Anf.	1874:	44	(27 Kn. 17 M.)
Verpflegt . . .	1873:	54	(34 Kn. 20 M.)
Aufgenommen .	„	1	(— Kn. 1 M.)
Entlassen . . .	„	5	(4 Kn. 1 M.)
Gestorben . . .	„	5	(3 Kn. 2 M.).

Ausgabe 1872: 7639 Thlr.

Angestellt: Vorsteher und Frau, Arzt, 2 Hilfslehrer, 1 Lehrer für den Unterricht in praktischen Arbeiten, 6 Dienstmädchen resp. Wärterinnen, 2 Arbeitsfrauen, insgesammt 14.

Seit 1862. 5 Berichte vom Vorsteher sind veröffentlicht.

Klagenfurt (Herzogthum Kärnthen)*).

Heil- und Pflegeanstalt des Herzogthums Kärnthen, Abtheilung des allgemeinen Krankenhauses. — Station Laibach, 10 Minuten entfernt.

1857 verpflegt 43 (20 M. 23 Fr.) und Bestand Anf. 1858: 39 (20 M. 19 Fr.).

Klingenmünster (Rheinpfalz).

Kreis-Irrenanstalt der bayrischen Pfalz, Heil- und Pflegeanstalt, selbständig.

Aerzte: Director Dr. Dick, 2. Arzt Dr. Löchner, Hilfsarzt Dr. Feldkirchner.

Behörde: Kgl. Regierung der Pfalz. — Hauptstation Landau, etwas näher gelegene Nebenstationen Rohrbach und Bergzabern.

Bestand Anf.	1874:	450.
Verpflegt	1873:	567.
Aufgenommen .	„	129.
Entlassen . . .	„	81.
Gestorben . . .	„	31.

Ausgaben: 110,768 Fl. (Besoldungen und Löhne 24,531,

*) Allg. Zeitschr. f. Psych. Bd. XXII. p. 510.

Verwaltung 2987, Verpflegung, Heizung, Licht, Wäsche, Kleider, Inventar 79,750, Baureparaturen 3500). Ausserdem Neubauten 15,950 Fl. — Zahl der Verpflegungstage 188,918.

Angestellt: 3 Aerzte, Verwalter, Rechnungsführer, Schreiber, evang. und kath. Geistlicher (Ortsgeistliche der Gemeinde Göklingen, ½ Stunde entfernt), Rabbiner aus Landau, Oberwärter mit 23 Wärtern, Oberwärterin mit 25 Wärterinnen, Hausmeister, Oberköchin und Oberwaschfrau mit je 4 Küchen- und Waschmädchen, Pförtner, Laufbursche, Stallknecht, Stalljunge, Nachtwächter, Kutscher, Schlosser mit Gehilfen, Schuster, Tüncher, Sattler, 2 Bäcker mit 1 Jungen, 2 Schneider, Werkmeister, im Ganzen 85—89 Bedienstete, wovon jedoch nur 70 verpflegt werden. Die Mehrzahl der Handwerksleute wohnt im Dorfe Klingenmünster.

Pensionsberechtigt nur Director und 2. Arzt.

Seit 31. Dec. 1857. Die erste Anregung zur Entstehung gab der ärztliche Verein der Pfalz. Der Bau begann 1853.

Klosterneuburg (Ober-Oesterreich).

Landes-Irren- und Siechen-Versorgungsanstalt für Nieder-Oesterreich.

Dirigirender Primararzt Dr. Em. Mildner, ord. Arzt Dr. C. Langwieser, Sec. Arzt Dr. Szadetzky. — Station Klosterneuburg (Franz-Josephsbahn).

Bestand	Anf. 1874:	234	(130 M.	104 Fr.)
Aufgenommen	. 1873:	98	(72 M.	26 Fr.)
Verpflegt	„	338	(208 M.	130 Fr.)
Entlassen	„	40	(33 M.	7 Fr.)
Gestorben . . .	„	64	(45 M.	19 Fr.).

Die Cholera war 1873 in der Anstalt, erfasste 9, wovon 7 starben. Aus der Wiener Anstalt aufgenommen 91 (65 M. 26 Fr.). Von den Entl. geh. 4 M., geb. 13 (12 M. 1 Fr.), versetzt 18 (12 M. 6 Fr.), entwichen 5 M.

Ausgaben: 170,051 Fl., (der Admin. 91,068, der Verpflegung 78,993 Fl.) bei 82,274 Verpflegungst. der Kr., 22,045 der Wärter.

Angestellt: 3 Aerzte, Verwalter, Revident, 33 Wartpersonal, Portier, Wäschebesorgerin, Hausdiener, Gärtner und Badediener, Hausknecht.

Pensionsberechtigt. Seit 15. Juli 1870 ward die Anstalt als Ersatz für den vom Landesausschuss 1869 aufgelassenen und vom Kaiser Joseph erbauten Irrenthum meist mit dessen alten Mobilien eingerichtet. Ursprünglich Fabrik, dann allgemeines Krankenhaus für die Stadt Klosterneuburg, hat mit den Zubauten das Gebäude Raum für 250 Kranke.

Königsfelden (Canton Aargau).

Irren-Heil- und Pflegeanstalt für den Canton Aargau mit 250 Plätzen.

Director Dr. Schaufelbühl, Assistenzarzt Dr. Weibel. — Station Brugg.

Königshof (Provinz Hannover).

Privat-Heil- und Pflegeanstalt bei Münden, selbständig.

Besitzer und Director Dr. med. Adolf Seebohm.

Behörde: Magistrat der Stadt Münden. — Station hannoverisch Münden, 25 Minuten entfernt.

Bestand Anf. 1874:	19 (11 M. 8 Fr.)	(durch Bauten vergrössert
Aufgenommen 1873:	13	sind augenblicklich
Entlassen . . . „	11	30 [16 M. 11 Fr.] da).
Gestorben . . „	1	
Verpflegt . . . „	34	
Ausserdem sind noch Kranke ländlichen Standes da	14	
Daher Gesammtzahl der Patienten. . .	44.	

Angestellt: Director, Oberin, Inspector, 2 Haushälterinnen, 3 Mägde, 4 Wärter, 3 Wärterinnen, und ausserdem das Dienstpersonal für Oeconomie, Kutscher, Gärtner u. s. w.

Gegründet 1868, ein Gut von 250 Morgen Grösse, früher eine Kaltwasserheilanstalt und aus dem Concurse käuflich entstanden.

Königslutter (Braunschweig).

Herzoglich Braunschweigische Heil- und Pflegeanstalt für das Herzogthum Braunschweig.

Aerzte: Dr. Paul Hasse, Director; Dr. Karl Reinhardt 1. und Dr. Otto Finkam 2. Assistenzarzt.

Behörde: Herzogliches Ober-Sanitäts-Collegium zu Braunschweig. — Station Königslutter.

Bestand Anf. 1874: 163 (87 M. 76 Fr.)
Verpflegt 1873: 238
Aufgenommen . „ 75
Entlassen . . . „ 37
Gestorben . . . „ 23

Ausgabe-Etat pro 1873 = 43,252 Thlr. — Verpflegungstage der Kranken und Angestellten 72,420. — Administrationskosten 24,973 Thlr., Verpflegungsosten 18,279 Thlr.

Angestellt: Director, 2 Assistenzärzte, Inspector und Rechnungsführer, Schreiber und Material-Verwalter, Oberwärter, 16 Wärter, Oberwärterin, 16 Wärterinnen, Wirthschafterin, Köchin, 2 Kochelevinnen, 2 Küchenmädchen, Weisszeugbeschliesserin, 3 Plätterinnen, 5 Waschfrauen, Gärtner, Portier, Schuhmacher, Maschinist und Schlosser, Tischler und Hausdiener, Maurer; insges. 59.

Pensionsberechtigt: Director, Inspector, Oberwärter, Schreiber und Material-Verwalter, Gärtner, Portier und 1 Wärter.

Eröffnet am 1. Dec. 1865. Jahresberichte werden in der „Allgem. Zeitschrift für Psychiatrie“ veröffentlicht.

Kowanowko (Provinz Posen).

Privat-Irren-Heil- und Pflegeanstalt, mit 18 Stellen, welche den Ständen der Provinz Posen zur Disposition stehen, selbstständig.

Besitzer und Director San.-R. Dr. Zelasko, 2. Arzt Dr. von Karczewski.

Behörde: Ständische Verwaltungs-Commission für das Irrenwesen der Provinz. — Station Samter.

Bestand Anf. 1874: 38 (22 M. 16 Fr.)
Verpflegt . . . . 1873: 61 (39 M. 22 Fr.)

Aufgenommen. 1873: 21 (14 M. 7 Fr.)
Entlassen ... „ 19 (12 M. 7 Fr.)
Gestorben ... „ 4 (M.).

Ausgabe-Etat pro 1873: 11,725 Thlr. 5 Sgr. 9 Pf. Verpflegungstage der Kranken 14,291, der Angestellten 5756.

Angestellt: 2 Aerzte, Inspector, Koch, Wirthschafterin, Küchenmagd, Hausdiener, 4 Krankenwärter, Oberwärterin, 4 Krankenwärterinnen, 2 Waschfrauen. Ausserdem gehören mittelbar dazu: die Bediensteten im Hause der Aerzte, der Landvogt, Gärtner, Kutscher; Leute, die sämmtlich bald längere, bald kürzere Zeit hindurch Krankenwärterdienste geleistet haben und an den Umgang mit Geisteskranken gewöhnt sind.

Eröffnet am 1. Oct. 1857. Erbaut durch Dr. Zelasko und von ihm allein geleitet bis 1863, von da ab 2. Arzt. 1869 durch Bau eines getrennten Isolirhauses erweitert, 1871 durch besondere Räumlichkeiten für Reconvalescenten und ruhige Kranke ausserhalb der Anstalt.

Regelmässige amtliche Berichte. Die meisten Kranken sind aus dem Auslande, besonders Kgr. Polen, Galizien. Litthauen, Podolien, Volhynien.

Kückenmühle (Prov. Pommern).

Anstalt für Blöd- und Schwachsinnige in der Kückenmühle bei Stettin, theils Erziehungsanstalt für blöd- und schwachsinnige Kinder, theils Pflegeanstalt für unheilbare Blödsinnige, bei Grünhof vor Stettin.

Vorsteher Heise, Arzt Dr. Sauerhering in Grünhof.

Behörde: Curatorium unter Schulrath Dr. Wehrmann. Station Stettin.

Bestand Anf. 1874: 89 (60 M. 29 W.)
Verpflegt ... 1873: 103 (68 M. 35 W.)
Aufgenommen. „ 18 (13 M. 5 W.)
Entlassen ... „ 13 (7 M. 6 W.)
Gestorben ... „ 1 M.

Ausgaben: 13713 Thlr. Angestellt: Vorsteher 1 Frau, Arzt, 2 Lehrer, 5 Wärter, 4 Diakonissinnen, Krankenpflegerinnen, 2 Privatwärterinnen, Gärtner, Korbmacher, Knecht, Köchin und 5 Mägde; insgesammt 26.

Seit 14. October 1863, gegründet auf Anregung des pommerschen Provinzial-Vereines für innere Mission durch ein von ihm gewähltes Curatorium aus Sammlungen von Liebesgaben und aufgenommenen Darlehnen 1863, wird theils aus den Pflegegeldern theils aus Unterstützungen und Sammlungen unterhalten. Der Communal-Landtag giebt von Anfang 1874 auf 5 Jahre jährlich 800 Thlr. Der Pflegesatz ist auf 150 Thlr. jährlich erhöht. Die Diakonissenanstalt Bethanien sendet die Schwestern zur Pflege der weiblichen Zöglinge.

Die Zahl der Blödsinnigen in Pommern beträgt 1797 (928 m. 869 w.), gleichzeitig taubstumm 31 m. u. 23 w.

Laibach (Kronland Krain).

Krainische Landes-Irrenanstalt, Heil- und Pflegeanstalt, Abth. des allgemeinen Krankenhauses, dient für Krain mit über ½ Mill. Seelen.

Director: Prof. Dr. Alois Valerte; dirig. Arzt: Primararzt Dr. Carl Bleiweis, k. k. Sanitätsrath; Hilfsarzt: Dr. Anton Arko.

Behörde: Der Krainische Landesausschuss. — Station Laibach.

Bestand Anf.	1874:	65	(39 M. 26 W.)
Verpflegt . . .	1873:	149	(87 M. 62 W.)
Entl. geh. . . .	„	28	(13 M. 15 W.)
- geb. . . .	„	14	(9 M. 5 W.)
Gestorben . .	„	24	(15 M. 9 W.).

Ausgabe-Etat: 21,000 Fl. — Zahl der Verpflegungstage 20,639. In Verbindung mit dem Krankenhause dürften ca. 1000 Fl. monatlich auf die Abth. an Verpflegungskosten verwendet werden.

Die Anstalt besteht für sich, hat ihren eigenen Fond, doch versehen in ihr den Dienst die Aerzte und Beamte der Landeswohlthätigkeitsanstalten, die das Krankenhaus, Gebärhaus und Irrenhaus in sich fassen. Es fungiren ausser dem ärztl. Personale 1 Verwalter, 1 Adjunct und 1 Official. — Pensionsberechtigung.

Besteht seit 1786, wo der Convent der barmh. Brüder in Laibach das Recht bekam, ein öffentliches Spital in seinem Kloster zu errichten. Seit jener Zeit dürften auch Geisteskranke dort verpflegt worden sein. Periodische Berichte jährlich an den Krainischen Landesausschuss. Die Erbauung einer neuen Anstalt ist im Anzuge.

Laichingen (Königreich Würtemberg).

Privat - Heil- und Pflegeanstalt im Oberamt Münsingen, selbständig.

Director und Besitzer Dr. med. A. L. Koch, Bezirksarzt.

Behörde: Königl. Aufsichts-Commission in Stuttgart. — Stationen Blaubeuern, Geisslingen, Urach.

Krankenzahl 8 (3 M. 5 W.).

Obgleich die Einrichtungen für 24 Kranke da sind, hat der Besitzer doch nie mehr als 12 Kranke aufgenommen, um eine wirkliche familiäre Verpflegung zu ermöglichen. Die Pension war dem Vermögensstande der Aufzunehmenden angepasst, obschon alle Kranken am Familientisch essen.

Personal: 1 Wärter und 2 Wärterinnen.

Besteht seit 1842. Jährliche Berichte an die Königl. Aufsichts - Commission.

Lainz (Kronland Nieder-Oesterreich).

Lainzer Privat-Heil- und Pflegeanstalt für Gemüths-, Nerven- und Somatisch - Kranke bei Wien, selbständig.

Directoren: Dr. Theod. Ritter von Hüttnern und Dr. Lövinger, Assistenzarzt Dr. H. Fünkh.

Behörde: K. K. nieder - österreichische Statthalterei. — Station Penzing (Westbahn), Hetzendorf (Südbahn).

Bestand Anf. 1874: 65 (46 M. 19 Fr.)
Verpflegt . . . 1873: 104
Aufgenommen. „ 45 (30 M. 15 Fr.)
Entlassen . . . „ 23 (18 M. 5 Fr.)
Gestorben . . . „ 11 (9 M. 2 Fr.).

Angestellt: 3 Aerzte, 2 Oberaufseher, 2 Oberaufseherinnen, Gesellschaftsdame, 45 Wärter und Wärterinnen, 2 Ober-Köchinnen, 6 Gehilfinnen, Wäscherin mit 6 Gehilfinnen, 2 Ofenheizer, Hausknecht, Gärtner und Gehilfe; insges. 73.

Seit 1860. Heil- und Pflegeanstalt sind in gesonderten Gebäuden, für die Heilanstalt wurde 1872 ein Neubau nach eigenem Plane gebaut. Garten ca. 4 österreich. Joch.

Landsberg a. W. (Provinz Brandenburg).

Irrenpflegeanstalt, Abtheilung des Landarmenhauses.

Bestand Anf. 1873: 17 (10 M. 7 Fr.)*).

Langenhagen (Prov. Hannover).

Privat-Idiotenanstalt, Heil- und Pflegeanstalt, selbständig, zunächst für die Provinz Hannover bestimmt, die aus dem Provinzialfond jährlich 4000 Thlr. zuschiesst. Director und dirigirender Arzt: Dr. Kind. Behörde: Comité zur Errichtung von Idioten-Anstalten in der Provinz Hannover. — Station Hannover.

Bestand Anfang	1874:	210	(123 M.	87 W.)
Verpflegt	1873:	240	(140 M.	100 W.)
Aufgenommen . .	„	43	(31 M.	12 W.)
Entlassen	„	17	(11 M.	6 W.)
Gestorben (5%) .	„	13	(6 M.	7 W.).

Ausgabe-Etat 25,334 Thlr. 20 Sgr. — 240 Verpflegte zählten 43,251 Krankenverpflegungstage. Es kostet jeder Tag 10 Gr. 4½ Pf., das Jahr 124 Thlr. 15 Gr. 4 Pf. — 15 Zöglinge der ersten Klasse mit 3859 Tagen 3649 Thlr. 14 Gr. 6 Pf. abgerechnet, bleiben 225 Köpfe mit 69,392 Verpflegungstagen und 22,655 Thlr. 11 Gr. 6 Pf., kosten pr. Tag 9 Gr. 9½ Pf., pr. Jahr 117 Thlr. 16 Gr. Administrations- und Verpflegungskosten sind nicht getrennt.

Angestellt: 1 ärztlicher Director und dessen Frau, 4 Lehrer, Lehrerin, Rechnungsführer, 11 Aufseher, Maschinenwärter, 15 Wärterinnen, Wäscheverwalter, Maschinennäherin, Haushälterin mit 6 Küchen- und Waschpersonal, Pferdeknecht,

*) Mendel, im Arch. f. Psych. 1874.

Futterknecht, — insgesammt 46 Personen. Ohne Pensionsberechtigung.

Die Anstalt wurde am 2. Juni 1862 eröffnet. Begründet durch das noch jetzt vorstehende Comité.

Leipzig (Kgr. Sachsen).

Klinische Anstalt für die Universität.

Die Stände des Königreichs haben 200,000 Thlr. bewilligt, um zu Leipzig in relative Verbindung mit den übrigen klinischen Lehranstalten der dortigen Universität ein eigenes Gebäude zur Belehrung in der Psychiatrie zu errichten. Die Zahl der Kranken soll 100 betragen.

Lengerich (Provinz Westphalen).

Bethesda, selbständige Heil- und Pflegeanstalt für evangelische (und jüdische) Kranke der Provinz Westphalen.

Aerzte: Director und 1. Arzt Sanitätsrath Dr. Vorster, 2. Arzt Dr. Stümcke.

Behörde: Ständische Commission. — Station Lengerich.

Bestand Anf.	1874:	340	(173 M.	167 Fr.)
Verpflegt . . .	1873:	496	(252 M.	244 Fr.)
Aufgenommen.	„	147	(75 M.	72 Fr.)
Entlassen . . .	„	111	(51 M.	60 Fr.)
Gestorben . . .	„	45	(28 M.	17 Fr.).

Verpflegungstage der Kranken 127,722, desgl. der Angestellten.

Ausgabe-Etat pro 1873: 47,632 Thlr. (der Administration 8310, der Verpflegung 33,473).

Angestellt: Ausser dem 1. und 2. Arzt Pastor, Rechnungsführer, Oeconom, 2 Oberaufseher, Oberaufseherin, Maschinist, Bureaugehilfe, Köchin, 2 Küchenmädchen, Wäscheaufseherin, Organist, 18 Wärter, 18 Wärterinnen, Maurer, Nachtwächter, Fuhr- und Hausknecht; insges. 56.

Bis jetzt sämmtlich ohne Pensionsberechtigung.

Im Oct. 1864 eröffnet. Das Colonat für 50 männl. Kranke kommt bis zum Winter unter Dach.

Leschnitz (am Annaberge. Reg. Oppeln Prov. Schlesien).

Privat-Erziehungs- und Unterrichtsanstalt, mit der Bestimmung geistesschwache Kinder beiderlei Geschlechts und jeder Confession, zunächst nur aus Oberschlesien, körperlich zu kräftigen, geistig zu erwecken und technisch zur Erwerbsfähigkeit heranzubilden. Gegründet durch einen Verein 1870, der im vorigen Sommer Corporationsrechte erworben hat und durch Privatwohlthätigkeit erhalten wird. Die Landesdeputation von Schlesien zahlt ausser einer Bauhülfe von 1000 Thlr. jährlich 500 Thlr. und der Kreis Strehlitz jährlich 300 Thlr.; die Pflege und Verwaltung der Anstalt kostete vom 1/1. 1873 bis 20/9. 1873 955 Thlr. — Im Jan. 1873 waren 12 Zöglinge, Oct. 16, Jan. 1874 17, (13 Kn. 4 M.), Oct. 19 da. Ein Kind starb April cr., einige gingen wegen zu grosser Kränklichkeit, andere wegen totaler Bildungsunfähigkeit ab. Für nächste Ostern wird die Anstellung eines neuen Lehrers der Erweiterung der Anstalt in Aussicht genommen. Vorsitz. des Vorstandes: Pf. Mücke in Klutschau bei Ujest, Vorsteher Lehrer Heisig. — Station Leschnitz.

Leubus (Schlesien).

Provinzial-Irren-Heilanstalt in 2 getrennten Abtheilungen, die sogen. öffentliche Heilanstalt nur für die Provinz Schlesien in dem Conventsgebäude, die sogen. Pensions-Anstalt, Heil- und Pflegeanstalt (für Seelengestörte höherer Stände) für In- und Ausländer in der Prälatur des Klosters.

Aerzte: Director Dr. Jung, 2. Arzt Dr. Zenker, 3. Arzt Dr. Jarowski, Volontärarzt Dr. Bleich.

Behörde: Provinzialständische Verwaltungs-Commission in Breslau. — Station Maltsch.

Bestand Anf. 1874: 160 (79 M. 81 Fr.)
in öfft. Anst. 116 (54 M. 62 Fr.) in Pens. 44 (25 M. 19 Fr.).

Verpflegt 1873: 323 (163 M. 160 Fr.)
in öfft. Anst. 269 (120 M. 139 Fr.) in Pens. 54 (33 M. 21 Fr.).

Aufgenommen 1873: 172 (87 M. 85 Fr.)
in öfft. Anst. 159 (81 M. 78 Fr.) in Pens. 13 (6 M. 7 Fr.).

Entlassen 1873: 141 (71 M. 70 Fr.)
in öfft. Anst. 137 (68 M. 69 Fr.) in Pens. 4 (3 M. 1 Fr.).
Gestorben 1873: 21 (12 M. 9 Fr.)
in öfft. Anst. 16 (8 M. 8 Fr.) in Pens. 5 (4 M. 1 Fr.).

Ausgaben: 59,800 Thlr. (17,407 Admin. und 38,977 Verpfl.), und zwar für die öffentliche Anstalt 34,970 Thlr. (Admin. 11,364 Thlr. und Verpfl. 20,842 Thlr.) und für die Pension 24,830 Thlr. (Admin. 6043 Thlr. und Verpfl. 18,135 Thlr.) bei 57,308 Verpflegungstagen der Kranken (41,840 in öffentl. Anstalt, 15,468 in Pension) und 16,596 der Angestellten (in öffentlicher Anstalt 8823, in Pension 7773).

Angestellt: 5 Aerzte, Hausverwalter, evang. und kath. Geistlicher, Controleur, Registrator, 2 Oberwärter, 2 Oberwärterinnen, 10 Wärter, 10 Wärterinnen, 11 Diener, 9 Dienerinnen, 4 Küchemägde, Koch, Gärtner, Wäschaufseherin, 2 Pförtner, Ofenheizer, Nachtwächter; insges. 65.

Pensionsberechtigt sind die Beamten: 2 Volontäre und wird cursorisch zu bestimmten Zeiten von Clinicisten der Universität Breslau benutzt.

Seit 1830 in einem früheren Cisterzienserkloster. Jährliche Berichte an die Regierung. Nachrichten über die Provinzial-Irrenanstalten in Schlesien 1874.

Liestal (Canton Baselland).

Canton-Spital, Irren-Abtheilung, öffentliche Anstalt für den Canton Baselland, ursprünglich Heil- und Pflegeanstalt, jetzt nur letzteres.

Arzt: Dr. Kunz, Arzt des Canton-Spitals.

Behörde: Verwaltungs-Commission des Landarmengutes. — Station Liestal.

Bestand Anf.	1874:	95	(35 M.	60 W.)
Verpflegt	1873:	125	(59 M.	66 W.)
Aufgenommen .	„	34	(23 M.	11 W.)
Entlassen . . .	„	20	(17 M.	3 W.)
Gestorben . . .	„	10	(7 M.	3 W.).

Angestellt: Arzt, Pfleger und auf jeder Irren-Abtheilung 2 Wärter, resp. Wärterinnen. Ohne Pensionsberechtig. Seit 1854.

Lindenburg (Rheinprovinz).

Städtische Heil- und Pflegeanstalt bei Cöln, selbständig, für die Stadtgemeinde Cöln.

Director Dr. Heinrich Cramer, stellvertretend Dr. Wahn.

Behörde: Armen-Deputation als Delegation des Gemeinderaths. — Cöln, Centralbahnhof.

Bestand Anf. 1874: 163 (73 M. 90 Fr.)
Angenommen . 1873: 84
Entlassen . . . „ 50
Gestorben . . . „ 13.

Ausgaben: 22,239 Thlr. (Gehälter 3292, Speisung 12,747, Bekleidung 1600, Verschiedenes 3850, Landw. 750). Einnahmen 1230 (Abfälle 30, Landwirthschaft 1200).

Verpflegtage der Kranken 55,967, der Angestellten 6178.

Angestellt: Director, Verwalter, Secretair, Oberwärter, Oberwärterin, Köchin, Küchenmädchen, 1 Gärtner, Schuster, Schneider, 5 Wärter und 7 Wärterinnen; insges. 22.

Pensionsberechtigung die städtischen Beamten.

Seit Januar 1872 im Besitz der Stadt Cöln, früher Privatanstalt von Lennartz und Maassen.

Lindenhof (Königreich Sachsen).

Privat-Heil- und Pflegeanstalt für Nerven- und Gemüthskranke beiderlei Geschlechts zu Lindenhof bei Kötschenbroda.

Besitzer und Director Dr. Wolff.

Behörde: Königl. Kreisdirection zu Dresden. — Station Coswig in Dresden.

Angestellt: Director, Wirthschafterin, 3 Wärter, 1 Wärterin.

Dies Asyl wurde Anfang September 1874 eröffnet. Sie bestand als solche zwar schon früher, nämlich von 1845—1850 unter Dr. Bräunlich, dann unter Dr. Matthiae, ging aber unter letzterem 1867 ein.

Lindenthal (Rheinprovinz)*).

Privat-Pflegeanstalt bei Cöln mit einem Bestand von 38

*) Mendel, im Arch. f. Psych. 1874.

(29 M. 9 Fr.), darunter Arme 11 (9 M. 2 Fr.), und Privatpatienten 27 (20 M. 7 Fr.).

Lübeck (Freie Stadt Lübeck).

1. Die Irrenanstalt ist Staatsanstalt und sowohl Heil- als Pflegeanstalt, zunächst für den Lübeck'schen Staat.

Dirig. Arzt Dr. Eschenburg.

Behörde: Vorsteherschaft, aus einem Senator, einem Bürgerdeputirten und dem Hausarzte. — Station Lübeck.

Bestand Anf.	1873:	71	(29 M. 42 Fr.)
Aufgenommen .	„	28	(17 M. 11 Fr.)
Verpflegt. . . .	„	99	(46 M. 53 Fr.)
Entlassen . . .	„	16	(12 M. 4 Fr.)
Gestorben . . .	„	6	(3 M. 3 Fr.)
Bestand Anf.	1874:	77	(31 M. 46 Fr.).

Kosten: 54,356 M., davon Administration 34,896, Verpflegung 19,460. — Verpflegungstage der Kranken 27,866, der Angestellten 5342. — Der Einzelne kostete 459 M., an Verpflegung 256.

Angestellt: Arzt, Geistliche (beide ausser dem Hause wohnend), Inspector nebst Frau, Oberin, Wärterpaar, 5 männl. und 5 weibl. Domestiken; insges. 17.

Pensionsberechtigung.

Seit 1787 erbaut, 1857 zeitgemäss eingerichtet und seitdem mehrere Male erweitert und verbessert. 1870 ward ein in der Nähe gelegenes Landhaus — Ruhleben — erworben, um dort eine Irren-Colonie d. h. ein Asyl für ruhige und arbeitsame Unheilbare zu errichten, der Bestand Anf. 1874 war 17 (6 M. 11 Fr). 1844 ist von Dr. Eschenburg eine Geschichte der Lübecker Irrenanstalt geschrieben und darin ein Bild gegeben worden, wie das 17. und 18. Jahrhundert seine Irren zu betrachten und zu behandeln pflegte. Kurze Berichte sind in den Lübeck'schen Blättern mitgetheilt, Die Anstalt hat durchschnittlich unter ihren Kranken ca. 33 % Auswärtige.

2. Vorstadt St. Jürgen, Beckerstr. 7. Privat-Pension der Fräulein Meta und Fanny Schramm für nervenschwache und kranke Damen, Heil- und Pflegeanstalt, selbständig.

Director: Dr. med. Eschenburg.

Behörde: Senator Dr. Plitt. — Station Lübeck.

Die Pension wurde den 1. Mai 1874 eröffnet. Bestand am 1. October 1874: 5 Damen.

Mariaberg (Königr. Würtemberg).

Privat-Anstalt für Schwachsinnige, selbständig, hat als Pflege-, Heil- und Beschäftigungsanstalt den Zweck: 1. unheilbaren Blödsinnigen eine heimathliche Unterkunft und eine liebevolle Pflege zu geben; 2. körperlich und geistig zurückgebliebenen und verkümmerten Kindern, so viel es möglich, zu erziehen und zu heilen; 3. älteren, entweder aus dem Unterricht entlassenen oder erst in späterem Alter eingetretenen Zöglingen Gelegenheit zu geben, durch zweckmässige Arbeiten in Haus und Feld, oder durch leichtere Industriearbeiten ihr praktisches Geschick zu wecken, zu entwickeln und sie auf nützliche Weise thätig zu machen, damit sie ihren Verhältnissen entsprechend auch versorgt sind.

Director Kraft Rall, Hausarzt Physikus Dr. Schmidt in Hammertingen.

Die Leitung der Anstalt übernimmt ein von der Jahresversammlung aus den Mitgliedern des Vereines gewählter Ausschuss von 13 Mitgliedern. Dieser vertheilt die Geschäfte unter sich und wählt aus seiner Mitte einen Vorstand, je auf 2 Jahre einen Secretair und zur Besorgung der laufenden Geschäfte, unter Verantwortlichkeit gegen den Ausschuss, einen Verwaltungsrath von 3 Mitgliedern, die in Reutlingen ihren Wohnsitz haben. —

Station gegen Süden Sigmaringen, gegen Norden Reutlingen.

Bestand . . .	1874:	80	(53 Kn. 27 M.)
Verpflegt . . .	1873:	76	(47 Kn. 29 M.)
Aufgenommen	„	17	(13 Kn. 4 M.)
Entlassen . . .	„	13	(10 Kn. 3 M.)
Gestorben . . .	„	1	(— Kn. 1 M.).

Angestellt: Director, dessen Gattin, Hausarzt, 2 Lehrer,

Lehrerin, Haushälterin, Weisszeugverwalterin, Krankenwärterin, 4 Wärter, 11 Wärterinnen, Näherin, 4 Mägde; insg. 29.

Eröffnet den 6. Mai 1847 und zwar ist die Anstalt, aus dem schon 1835 von dem verst. Stadtpfarrer Haldenwang in Wildberg (Würtemberg) für schwachsinnige Kinder gegründeten Institute hervorgegangen. Die Anstalt wurde von dem früheren Dr. Rösch in Schwenninger, nachherigem Oberamtsarzt in Urach und Gaildorf, der 1864 in St. Louis (America) als hochgeschätzter Arzt starb, in Verbindung mit einigen Männern von Herz und Thatkraft gegründet, nachdem derselbe schon 1841 von der Königl. Regierung mit einer Rundreise in Würtemberg Behufs einer statistischen Untersuchung des im Lande vorkommenden Blödsinnes beauftragt worden war. Rösch war Vorstand der Anstalt bis Oct. 1850. Von 1850 bis Dec. 1858 war Prof. Dr. Autenrieth in Tübingen, für 1859 Prof. Dr. Griesinger daselbst, von 1859 bis 1873 Dekan Bek in Reutlingen, jetzt Prälat in Hall, Vorstand. Diesem folgte der gegenwärtige Vorstand, Regierungsdirector von Schwandner in Reutlingen.

Das Anstaltsgebäude ist ein früheres Benedictinerinnen-Kloster und besteht aus 4 Flügeln, wodurch ein innerer Hof gebildet wird. Der nördl. Flügel ist die Klosterkirche. Die 3 weiteren Flügel sind seit 1847 für die Anstalt eingerichtet, alle Flügel haben 3 Stockwerke. Das Gebäude ist massiv und gut erhalten. Ausser dem Kloster ist noch eine Pächterei-Wohnung und Oekonomiegebäude für 178 Würt. Morgen Acker und Wiese, welches zusammen eine Staatsdomäne bildet. Das Klostergebäude überlässt der Staat dem Anstaltscomité unentgeldlich. Diese Oekonomie sammt Baulichkeiten soll nun bis 1. Apr. 1875 an die Anstalt Behufs zweckmässiger Erweiterung übergehen.

Periodisch werden Berichte veröffentlicht.

Mariabrunn (Rheinprovinz).

Privat-Heil- und Pflegeanstalt bei Aachen, selbständig, der Alexianerbrüder für männliche Kranke.

Direction: Rector A. Houben, Dr. Frank, Dr. Capellmann.

Behörde: Kgl. Regierung. — Station Aachen.

Bestand Anf.	1873:	94
Aufgenommen .	„	20
Entlassen . . .	„	12
Gestorben . . .	„	9
Verpflegt	„	114
Bestand Anf.	1874:	93.

Ausgaben: 18,362 Thlr. — Verpflegungstage der Kranken 33,234, der Angestellten 9490.

Angestellt: 21 Alexianerbrüder, 4 Knechte, 1 Geistlicher; insges. 26.

Seit 1868. Die Anstalt ist neu erbaut und im vorigen Jahr ein neuer Flügel projectirt.

Marienhaus (Rheinprovinz).

Private Irrenpflegeanstalt bei Waldbreitbach. — Station Neuwied. Bestimmt für 10 weibliche Kranke, welche irr- oder blödsinnig sind. Daneben sind auch ältliche und kranke Personen in der Anstalt. Geringster Pensionssatz 120 Thlr. jährlich. Die Pflege haben Schwestern übernommen (Franziskaner, Tertiarierinnen von Waldbreitbach). Besteht seit 1863, doch datirt die Concession für Irren- u. Krankenanstalt von 1874.

Marsberg (Provinz Westphalen).

St. Johannes-Hospital, Provinzial-Heil- und Pflegeanstalt für die katholischen Irren der Provinz Westphalen, selbstständig.

Aerzte: Sanitätsrath Dr. Koster, Director und 1. Arzt; Dr. Rubarth, 2. Arzt; Dr. Gerlach, Volentärarzt.

Behörde: Provinzialständische Commission zu Münster. — Station Marsberg.

Bestand Anf.	1874:	405 (233 M. 172 Fr.)
Verpflegt	1873:	569
Aufgenommen .	„	144

Entlassen . . . 1873: 134
Gestorben . . . „ 30.

Ausgaben: 63,346 Thlr. — Verpflegungstage der Kranken 156,393, der Angestellten 23,904. — Administrationskosten 8826 Thlr., Verpflegungskosten 57,830 Thlr. (Cautionszinsen 12 Thlr., Besoldungen und Löhne ca. 8826 Thlr., Speisung 33,325 Thlr., Bekleidung 4469 Thlr., Feuerung 3748 Thlr., Beleuchtung 613 Thlr., Reinigung 671 Thlr., Medicamente (Ergötzung) 1820 Thlr., bauliche Unterhaltung und Inventar 6710 Thlr., Kirche 342 Thlr., Steuern und Abgaben 494 Thlr.; insgem. 5621 Thlr.).

Angestellt: 3 Aerzte, Geistlicher, Oeconom, Rechnungsführer, 2 Oberaufseher, Vorsteherin, Wäschaufseherin, Köchin, 22 Wärter, 21 barmh. Schwestern nebst 4 Mägden, die in der Krankenpflege mit thätig sind. 16 Personen männliches und 5 Personen weibliches Gesinde, darunter 1 Bäcker, Brauer, Gärtner, Schlosser, Maschinist, Heizer, Schreiner, Schuster, Schneider, Tapezierer, 2 Pferdeknechte, Kuhknecht, Hausdiener, 2 Maurer, Barbier; insges. 79.

Pensionsberechtigung der Beamten.

Besteht seit 1814. — Für jeden Prov.-Landtag ist ein Bericht in Druck gegeben. „Geschichte und Statistik der Anstalt von 1814—1864 von Dr. Koster und Dr. Tigges. Suppl.-Heft der Allg. Ztschr. f. Psych. Bd. XXIV“.

Marsens (Canton Freiburg).

Hospice d'Aliénés à Marsens, öffentliche und selbständige Irren-Heil- und Pflegeanstalt für den Canton Freiburg.

Director Dr. med. Max. Birnbaumer.

Behörde: der Staatsrath vermittels einer eigenen Spitals-Commission. — Station Bulle.

Schon seit 1829 trägt man im Canton Freiburg den Gedanken, eine öffentliche Irrenanstalt zu bauen und sammelte seit dieser Zeit Fonds dazu. 1871 endlich beschloss der grosse Rath die Ausführung und nahm die empfohlenen Baupläne an. Darnach besteht die Anstalt aus 9 getrennten Häusern: einem Verwaltungsgebäude, hinter dem auf gleicher Achse die Capelle und die Wirthschaftsgebäude folgen und das auf jeder Seite von je 3 Krankenpavillons bestrichen wird. Nach der Vollendung können 200 Kranke versorgt werden. Kosten-Voranschlag 1,236,000 Fr.

Die zur Verfügung stehende Summe gestattete nicht die Totalausführung des Planes. Man begann daher 1872 mit dem Bau zweier Pavillons, nämlich derjenigen für die Tobenden und Unreinlichen. Wirthschaftsgebäude ist im Bau und 2 weitere Pavillons sind in Aussicht genommen. Die relativ rasche Consumtion der vorhandenen Geldmittel hat im Canton die Sympathie für das Pavillonsystem nicht vermehrt und die totale Ausführung des Planes fraglich gemacht.

Die Anstalt wird erst Sommer 1875 zum Theil den Kranken zugänglich. Ausser dem seit 1872 ernannten Director sind z. Z. keine andere Beamte angestellt. Später wird dem Director ein Verwalter nebst dem der grossen Oeconomie (312 Jucharten Mattland, Aecker, Weiden und Waldung) entsprechenden Personal beigegeben. Die Wartung der weiblichen Kranken, Besorgung der Küche, Wäsche etc. wird Spitalschwestern anvertraut. Für die männlichen Kranken wird das Wartpersonal aus Laien bestellt.

Merxhausen (Provinz Hessen).

Hospital für unheilbare weibliche Geisteskranke und körperlich Gebrechliche, öffentlich, selbständig, für den Regierungsbezirk Cassel.

Vorstand: Hospitals-Inspector Scheffer, Arzt: Medicinalrath Dr. Hildebrand zu Gudensberg.

Behörde: Der Landesdirector von Bischoffshausen zu Cassel und die communalständische Verwaltung für den Regierungsbezirk Cassel. — Station Wabern und Guntershausen.

Bestand	Anf. 1874:	291	Fr.
Verpflegt durchschnittlich	1873:	283	Fr.
Aufgenommen	„	43	Fr.
Entlassen	„	—	Fr.
Gestorben	„	10	Fr.

Ausgaben: 25,561 Thlr., der Administration 5719, der Verpflegung 19,842 Thlr. bei 103,295 Verpflegungstagen der Kranken.

Angestellt: Hospitalsinspector und Rechnungsführer, Arzt, Gegenschreiber, Pfarrer, Lehrer, Oberwärter und Bader, Koch, 2 Aufseher, 11 Wärterinnen, Oberförster, 2 Unterförster, Nachtwächter und Wegewärter, Executor; insges. 25.

Pensionsberechtigung.

Seit 1533. Früher ein Augustinerkloster, wurde es 1527 vom Landgrafen Philipp dem Grossmüthigen aufgehoben und 1533 zur Verpflegung für Geisteskranke und Gebrechliche weiblichen Geschlechtes bestimmt. Bisher ist nichts veröffentlicht.

Merzig (Rheinprovinz).

Neue Irren - Heil- und Pflegeanstalt für den Regierungsbezirk Trier, 15 Minuten von Stadt Merzig entfernt, in der Nähe des Saarflusses, mit umfänglichem Terrain, für 200 Kranke bestimmt. Zu beziehen 1875. — Station Merzig.

Métairie (bei Nyon, Canton Waadt).

Privat-Heil- und Pflegeanstalt, selbständig, für Patienten aus den höheren Ständen errichtet.

Dirig. Arzt Dr. A. Güder.

Aufsicht: Ein Verwaltungsrath von 5 Mitgliedern als Organ der gesammten Actionärs. — Station Nyon.

Bestand Anf.	1874:	21	(12 M.	9 Fr.)
Verpflegt	1873:	45	(28 M.	17 Fr.)
Aufgenommen .	„	24	(13 M.	11 Fr.)
Entlassen	„	20	(13 M.	7 Fr.)
Gestorben . . .	„	4	(3 M.	1 Fr.)

Besteht seit 1. Januar 1862.

Das Bedürfniss einer guten Privat-Irrenanstalt in der französischen Schweiz wurde längst gefühlt und Dr. Coindet gründete die Actien-Gesellschaft de La Métairie. Die Anstalt ist für höchstens 30 Kranke eingerichtet. Ausserhalb des Verwaltungsrathes und der General - Versammlung sind Berichte nicht veröffentlicht.

Mett (Canton Bern).

Schloss, Privatpflegeanstalt für 12 Kranke. — Arzt: Dr. Eug. Scherer-Finkbeiner. — 45 Minuten vom Bahnhofe Biel.

Metz (Lothringen).

Hospital St. Nicolas in Metz, städtische Pflegeanstalt zur Pflege von Greisen, Armen, Hilfsbedürftigen aller Art. Neben den provisorisch bis zur Aufnahme in Maréville dort verwahrten Irren sind da ca. 60 Schwachsinnige, Epileptische, Gelähmte. Listen über die letzteren Kategorien werden nicht aufgestellt, sie auch nicht streng von den übrigen gesondert. Seit 1854 werden, soweit der Platz ausreicht, auch Personen aus dem übrigen Bezirk aufgenommen. Die Pflege haben die barmherzigen Schwestern.

Seit 1100, gegründet durch den Schöffenmeister und die Bürgerschaft von Metz.

Mitau (Ostseeprovinzen).

Irrenpflegeanstalt, Abtheilung des Allgemeinen Krankenhauses des Collegiums der allgemeinen Fürsorge, in dem nur Irre verpflegt werden, weil eine eigentliche Irrenpflegeanstalt im Gouvernement Kurland nicht besteht.

Director: Staatsrath Germannosch. Aerzte: Staatsrath Dr. Gramkau und Ordinator Hofrath Dr. Stephany. — Die Anstalt liegt in Mitau selbst, 1 Werst von der Bahnstation entfernt.

Bestand Anf. 1874:	68	(44 M.	24 W.)
Verpflegt . . . 1873:	101	(64 M.	37 W.)
Aufgenommen „	48	(34 M.	14 W.)
Entlassen . . . „	23	(14 M.	9 W.)
Gestorben. . . „	10	(6 M.	4 W.).

Ausgaben für die Verpflegung jedes Kranken im Jahre 1873: 217 Rub. 17¼ Cop.

Angestellt in der Irrenabtheilung: 1 Aufseher, 5 Krankenwärter, 1 Aufseherin und 2 Krankenwärterinnen. Ausserdem fungiren darin 2 Feldscherer.

Seit 1869 besteht die Irrenabtheilung des Krankenhauses. In früheren Jahren wurden nur hin und wieder einzelne Irre im allgemeinen Krankenhause verpflegt, seit 1869 aber wurde es nothwendig eine besondere Irrenabtheilung einzurichten. In den nächsten Jahren wird ein Theil der Anstalt in eine besondere Irrenpflegeanstalt umgewandelt.

Möckern (Königr. Sachsen).

Kern'sche Anstalt, Privatanstalt, selbständig, zur Bildung und Pflege jugendlicher Idioten. Nur die in der Anstalt gross gewordenen Idioten verbleiben in ihr ohne Rücksicht auf das Alter, während für die Aufnahme das Alter von 15 Jahren nur ausnahmsweise überschritten wird.

Besitzerin der Anstalt: verwittwete Frau Dr. Kern, dirigirender Arzt Dr. Müller.

Behörde: Gerichtsamt zu Leipzig. — Station Leipzig.

Bestand Anfang 1874: 41 (29 Knaben 12 Mädchen).
Verpflegte 1873: 48
Aufgenommen . . „ 5
Entlassen . . . . . „ 3
Gestorben . . . . „ 3.

Angestellt: Vorsteherin, Arzt, 2 Lehrer, Kindergärtner, Gärtner, 3 Wärter, Oberwärterin, 9 Wärterinnen, insgesammt 19.

Ohne Pensionsberechtigung, nur der 1. Lehrer der Anstalt erhält nach 17 Dienstjahren ein bestimmtes Capital ausgezahlt. — Besteht seit 1847. Berichte veröffentlicht in der „Allgemeinen Zeitschrift für Psychiatrie“.

München (Kreis Oberbayern).

Kreisirrenanstalt, Heil- und Pflegeanstalt für den Regierungsbezirk (Kreis) Oberbayern.

Aerzte: Director und Mitglied des Obermedicinalausschusses Prof. Dr. B. v. Gudden, 1. Assistenzarzt Dr. M. Bandorf, 2. Assistenzarzt Dr. A. Solbrig, 3. Assistenzarzt Dr. A. Forel.

Behörde: Königl. Regierung von Oberbayern.

Bestand Anf. 1874: 409 (225 M. 184 Fr.)

Verpflegt. . . . 1873: 624 (1. Kl. 52, 2. Kl. 88, 3. Kl. 484).
Aufgenommen . „ 203.
Entlassen . . . „ 156.
Gestorben . . . „ 59.

Ausgaben: 171,000 Fl. bei 154,066 Verpflegungstagen der Kranken, 28,726 der Angestellten.

Angestellt: 4 Aerzte, Verwalter, 2 Verwaltungsgehilfen, 2 Oberwärter, 2 Oberwärterinnen, 23 Wärter, 25 Wärterinnen, Küchenaufseherin mit 2 Köchinnen, 2 Küchenmädchen, Waschaufseherin mit 6 Büglerinnen und Waschmädchen, 2 Portiers, Maschinist, 2 Gärtner, 2 Hausdiener, Büreaudiener, Schreiner, 2 Schneider, katholischer Geistlicher, evangelischer Geistlicher, Lehrer; insges. 85.

Pensionsberechtigt die Beamten (Director und Verwalter). Für das Personal wurde im vergangenen Jahre eine Pensionskasse gegründet.

Die Anstalt dient zum klinischen Unterrichte. Vom Kgl. Staatsministerium ist die Errichtung einer eigenen psychiatrischen Klinik in der Nähe der übrigen klinischen Anstalten zugesagt. Volontärärzte werden nicht aufgenommen.

Seit 1859. Berichte von Solbrig im Generalbericht über die Sanitätsverwaltung in Bayern, im ärztlichen Intelligenzblatt und in der „Allg. Ztschr. f. Psych.". Die überfüllte Anstalt befindet sich z. Z. im Erweiterungs- und Umbau. Von den Ständen sind zu diesem Zwecke 230,000 Thlr. bewilligt.

Münchenbuchsee (Canton Bern).

Privatirrenanstalt Straub in Münchenbuchsee, selbständige Privat-Heil- und Pflegeanstalt.

Vorsteherin: Frau Wittwe Dr. Straub; dirig. Arzt: Dr. med. Imobersteg; Hilfsarzt: L. Straub.

Behörde: Regierungsrath des Canton Bern. — Station Münchenbuchsee, 10 Minuten entfernt.

Bestand Anf. 1874: 47 (21 M. 26 Fr.)
Verpflegt 1873: 84
Aufgenommen . „ 40 (19 M. 21 Fr.)

Entlassen	1873:	20	(11 M.	9 Fr.)
Gestorben . . .	„	7	(4 M.	3 Fr.)

Die durchschnittliche jährliche Ausgabe für einen Patienten beträgt 700 Fl., für einen Angestellten 850 Fl.

Angestellt: Vorsteherin, 2 Aerzte, 9 Frauen und 7 Männer; insges. 19.

Seit 1847. Die Anstalt war bei ihrer Gründung nur für 10 Patienten bestimmt und wurde später vergrössert. Die Anstalt hat eigene Landwirthschaft und die Kranken werden daher besonders mit Land- und Gartenarbeiten beschäftigt.

Münster (Provinz Westphalen).

Irrenabtheilung des Clemens - Hospitales für die armen Irren, welche der Fürsorge der Stadt anheimfallen. Die Pflege wird von barmherzigen Schwestern geleistet.

Bestand Anf. 1873: 10 (2 M. 8 W.)*).

Münsterlingen (Canton Thurgau).

Oeffentliche Irren - Heilanstalt für den Canton Thurgau, Abtheilung des Cantonspitales. —

Arzt: Dr. Walter.

Behörde: Sanitätsdepartement des Cantons Thurgau. — Station Münsterlingen bei Constanz.

Bestand Anf.	1874:	121	(56 M.	65 Fr.)
Verpflegt	1873:	213	(86 M.	127 Fr.)
Aufgenommen .	„	82	(39 M.	43 Fr.)
Entlassen . . .	„	87	(26 M.	61 Fr.)
Gestorben . . .	„	5	(4 M.	1 Fr.).

45,605 Verpflegungstage. Der einzelne Kranke kostet 2 Franken per Tag. Krankenanstalt und Irrenanstalt Münsterlingen werden gemeinschaftlich verwaltet.

Angestellt: Verwalter, Gehilfe, Arzt, Oberwärter, 5 Wärter, Oberwärterin, 7 Wärterinnen; insges. 17.

Die Beamten müssen sich alle 6 Jahre einer Neuwahl durch den Regierungsrath unterziehen.

---

*) Mendel im Arch. f. Psych. 1874.

Seit dem 1. Januar 1839. — Jahresberichte erscheinen alljährlich in dem Rechenschaftsberichte des Regierungsrathes. Im 1. Halbjahre freie Verpflegung, daher frühe Aufnahme.

Die Neinstedt'er Anstalten (Prov. Sachsen).

bilden eine Gruppe von Anstalten, die von denselben Wohlthätern der Blöden gegründet unter gleicher Verwaltung stehen und dem Bedürfniss entsprechend nacheinander sich entwickelt haben. Die erste Blödenanstalt, das Elisabethstift, wurde auf Anregung des Herrn von Nathusius in Neinstedt am 3. Jan. 1861 eröffnet. Frl. von Nathusius hatte ein kleines Bauerngut dafür gekauft, auf ihre Kosten ausgebaut, Nebengebäude etc. errichtet und dies zum Geschenk gemacht. Ein Verwaltungsrath von 24 Mitgliedern und ein engerer Vorstand aus 3 Gliedern bestehend übernahm die Leitung dieses „Neinstedter Erziehungshauses für schwachsinnige und blödsinnige Knaben" und entwarf das Statut, welches von der Regierung bestätigt wurde, worauf die Anstalt das Recht einer moralischen Person erhielt.

Jährlich einmal versammelt sich der Verwaltungsrath zur Entgegennahme des Berichtes und der Rechnung. Der Vorstand beschliesst gemeinsam über Aufnahme und Entlassung. Eines der Glieder des Vorstandes ist zugleich Rechnungsführer, eins der eigentliche Rector der Anstalten, z. Z. Superintendent a. D. Hardeland. Das volle (nur für 3 gezahlte) Pflegegeld beträgt 150 Thlr. p. a., das Minimum (von $^9/_{10}$ der Pfleglinge gezahlt) betrug 50 Thlr., musste seit einigen Jahren auf 72 Thlr. erhöht werden. Der Rest der Kosten wird durch Liebesgaben und gelegentliche ansehnliche Beiträge der Provinzialstände gedeckt, ohne dass diese Rechte hätten.

In Hasserode bei Wernigerode wurde im Sept. 1861 für schwach- und blödsinnige Mädchen ein Erziehungshaus errichtet. Bald stellte sich indess heraus, dass für die allermeisten Blöden ein Asyl nöthiger als ein Erziehungshaus sei. Der Neinstedter Vorstand schritt zur Errichtung eines solchen.

Ein Frl. von Bonin gab dafür ein schönes Schloss mit Park „Haus Detzel", 1 Stündchen von Neuhaldensleben, zunächst auf 15 Jahr her; jetzt hat sie es ganz geschenkt. Dort wurde 26. Januar 1864 als Filial des Elisabethstiftes für männl. und weibl. Blöde das Asyl Kreuzhilfe gegründet. Es füllte sich bald. Da nun der Hasseroder Vorstand seine Anstalt nicht vergrössern wollte, wurde nach einer Hauscollecte in der Provinz Sachsen dicht beim Elisabethstift ein Asyl für 70 Kn. und Mädchen unter dem Namen „Gottessorge" gebaut und am 3. April 1864 eingeweiht. Kreuzhilfe wurde nun ganz für weibliche Blöde, sowohl noch bildungsfähige als Asylistinnen, bestimmt, deren es 75 beherbergen kann. Es ist gefüllt und schon sind Vorbereitungen zu einem Neubau für abermals 75 im nächsten Jahre getroffen.

Das Elisabethstift zählt jetzt 47 Zöglinge, Gottessorge 51 Pfleglinge und Kreuzhilfe 72. Rücknahme findet seit der Erklärung an die Angehörigen, dass eigentlicher Blödsinn unheilbar ist, die Armen wohl etwas entwickelt und gefördert werden können, sie aber stets hilfsbedürftige Unmündige bleiben, seltener statt, doch werden die hilfsbedürftigsten, auch wenn sie sichtlich Todescandidaten sind, nicht abgewiesen, daher Todesfälle nicht selten sind, jährlich 5—6 p. C. In den beiden männlichen Blödenhäusern ist je ein Hausvater und ein Oberhelfer aus der Zahl der im Bruderhause gebildeten Arbeiter für innere Mission, daneben 7 männliche und 10 weibliche Wärter und Dienstmädchen. In Kreuzhilfe ist eine Oberin, 1 Hausmeister nebst Knecht, 7 Pflegerinnen, Wirthschafterin und 3 Mägde. Die Aerzte wohnen in Quedlinburg und Neuhaldensleben. Die Kosten der Anstalt für männl. Pfleglinge betragen 8160 Thaler, Kreuzhilfe 5880 Thaler.

	Elisabethstift mit Asyl Gottessorge.	Kreuzhilfe.	Insgesammt.
Best. Anf. 1873:	96 Kn.	4 Kn. 70 M.	170 (100 K. 70 M.)
Verpflegt 1873:	113 Kn.	4 Kn. 81 M.	198 (117 K. 81 M.)
Aufgen. 1873:	26 Kn.	— Kn. 21 M.	47 (26 K. 21 M.)
Entlassen 1873:	8 Kn.	— Kn. 4 M.	12 (8 K. 4 M.)
Gestorben 1873:	9 Kn.	— Kn. 7 M.	16 (9 K. 7 M.)

Neuendettelsau (Kreis Mittelfranken).

Blödenanstalt, Privat-Pflegeanstalt für Blöde und Epileptische. Eigenthum der Diaconissenanstalt, zunächst für Baiern, doch sind Ausnahmen nicht ausgeschlossen.

Vorsteher: Fr. Meyer, Rector der Diaconissenanstalt. Arzt: Dr. med. Alfred Riedel. Behörde: Königl. Reg. von Mittelfranken zu Ansbach. — Station Heilsbronn.

Bestand Anfang	1874:	68	Frauen.
Verpflegt	1873:	82	-
Aufgenommen . .	„	13	-
Entlassen	„	4	-
Gestorben	„	10	-

Ausgaben: 11,000 Fl. bei Verpflegungstagen der Kranken 25,185, der Angestellten 4,380.

Angestellt: Ausser dem Rector und Arzte 10 Schwestern (Diaconissinnen) angestellt. Für die Küche noch 2 Gehülfinnen. Insgesammt 14. Pensionsberechtigung nicht, doch haben die Diaconissen Anspruch auf lebenslängliche Versorgung von Seiten des Mutterhauses.

Seit 1854. Die Anstalt befand sich zuerst in einem kleinen Hause mitten im Pfarrdorfe Neudettelsau. Seit 1864 wurde ein grosser Neubau innerhalb des Arealcomplexes der Diaconissenanstalt aufgeführt.

Periodische Berichte in den jährlich veröffentlichten Jahresberichten der Diaconissenanstalt.

Neusandhorst (bei Aurich, Prov. Westphalen).

Pflegeanstalt des Landwirthes H. H. Coordez in Neusandhorst, der seine Pfleglinge in der ihm gehörigen Landwirthschaft beschäftigt.

Bestand Anf.	1874:	7	(6 M.	6 Fr.)
Verpflegt . . .	1873:	8	(1 M.	7 Fr.)
Entlassen . . .	„			
Gestorben . . .	„	1	(—	1 Fr.)
Bestand Oct.	1874:	11	(1 M.	10 Fr.).

Besteht seit 1844.

Neusandhorst (bei Aurich in Ostfriesland).

Privat-Irren-Pflegeanstalt des Herrn H. v. Buhr. Aufgenommen unheilbare, nicht gemeingefährliche Geisteskranke. Die Anstalt bildet eine Haushaltung unter Aufsicht des Besitzers, dessen Frau und 2 erwachsenen Kindern (Sohn und Tochter). Ohne fremde Bedienung. Aufsicht der Kgl. Landdrostei Aurich. Die Pfleglinge beschäftigen sich nach Umständen in Garten und Feld, leben Tags über zusammen, sind Nachts und beim Essen Jeder in seiner Zelle. 1873 waren 16 Irre da, zur Zeit 18 (8 M. und 10 Fr.). Das Kostgeld beträgt durchschnittlich monatlich 8 Thlr. Mehrere als unheilbar Aufgenommene sind während des Bestehens der Anstalt genesen.

Besteht seit 1853 als Anstalt, nachdem den Eltern des jetzigen Besitzers 1833 zwei tobsüchtige Kranke übergeben waren, um sie nach Gutdünken zu pflegen und zu beschäftigen. Der Aufenthalt trug wesentlich zur Beruhigung bei und in Folge dessen kamen auch andere Kranke.

Neuss (Rheinprovinz).

1. Privat-Irren-Pflegeanstalt im Alexianerkloster. Nur für männliche Irre, unter Leitung der Alexianerbrüder. — Station Neuss. Die Anstalt ist direct für Irre seit länger als 100 Jahre eingerichtet.

Bestand Anf. 1873:	173	(61 M. 112 W.)*)
darunter Arme . .	56	(W.)
Pensionäre.	117	(61 M. 56 W.)
Zugang 1873:	42	(17 M. 25 W.).

2. Privat-Irrenanstalt „zum heiligen Joseph“ zu Neuss, vor dem Oderthore, Eigenthum des Ordens der barmherzigen Schwestern, zur Pflege für ca. 20 Frauen. — Station Neuss.

Neustadt-Eberswalde (Kurmark Brandenburg).

Provinzial-Irren-Heil-, Pflege- und Siechenanstalt für die Kurmark, selbständig, neu gebaut.

*) Mendel im Arch. f. Psych. 1874.

Aerzte: Director und Chefarzt Dr. Zinn, Oberarzt Dr. Ullrich, 2. Arzt Dr. Nötel, 1. Assistenzarzt Dr. von Rabenau, 2. Assistenzarzt Dr. François, 3. Assistenzarzt Dr. Cold.

Behörde: Kurmärkische Land-Armendirection in Berlin. — Station Neustadt-Eberswalde.

Bestand Anf.	1874:	593	(304 M. 289 Fr.)
Verpflegt. . . .	1873:	730	(385 M. 345 Fr.)
Aufgenommen.	„	177	(107 M. 70 Fr.)
Entlassen . . .	„	89	(50 M. 39 Fr.)
Gestorben . . .	„	48	(31 M. 17 Fr.).

Ausgaben: 137,858 Thlr. (der Administr. 66,059 Thlr., der Verpflegung 71,798 Thlr.).

Angestellt: 6 Aerzte, Geistlicher, Rendant, Inspector, Bureau-Assistent, Secretair, Hausvater, 2 Oberwärter, Oberin, Oberwärterin, 38 Wärter, 35 Wärterinnen, Kassenbote, Nachtwächter, 2 Pförtner (1 Pförtner im Siechenhause), Maschinenmeister, Maschinenheizer, 6 Heizer, Gärtner, Bäcker, Bäckergehilfe, 2 Hausknechte, Ackerknechte, Oberköchin, Köchin, 4 Küchen- resp. Viehmädchen, Oberwäscherin, 4 Waschmädchen, Organist, Förster und Syndicus verwalten diese Aemter nebenbei; insges. 121.

Pensionsberechtigt: Director, Geistlicher, Rendant, Inspector, Assistent, Secretair, Hausvater, Oberwart- und Wartpersonal, 2 Pförtner, Kassenbote, Nachtwächter.

Seit 1. Nov. 1865.

Niedernhart (Kronland Ober-Oesterreich).

Ober-Oesterreichische Landes-Irrenanstalt bei Linz, selbstständige Heil- und Pflegeanstalt für Ober-Oesterreich.

Dirig. Primararzt Dr. med. Schasching, 1. Hausarzt Dr. M. Keppelmayr, 2. Hausarzt Dr. C. Wagner.

Behörde: Landes-Ausschuss von Ober-Oesterreich. — Station Linz an der Westbahn.

Bestand Anf.	1874:	266	(131 M. 135 Fr.)
Verpflegt	1873:	366	(187 M. 179 Fr.)
Aufgenommen . .	„	127	(75 M. 52 Fr.)

Entlassen .... 1873: 66 (28 M. 38 Fr.)
Gestorben .... „ 34 (28 M. 6 Fr.).

Ausgaben: 81,855 Fl. (41,766 Verköstigung, 40,089) bei 93,645 Verpflegungstagen.

Angestellt: 3 Aerzte, Verwalter, Amtsdiener, Portier und Hausmeister, Gärtner, Maschinist, Wäschbesorgerin, Hausknecht, 18 Wärter und 18 Wärterinnen; insg. 46.

Pensionsberechtigtung der Beamten, Wartpersonal ist nach kürzerer oder längerer Dienstzeit provisionsfähig.

Die Anstalt dient nicht als Klinik, wurde aber von 4 Aerzten cursorisch zur Ausbildung in der Psychiatrie behufs Ablegung der Physikatsprüfung je durch 3 Monate besucht.

Seit 1867 als Neubau. Jahresberichte an die Behörde. „M. Schasching, die oberösterr. Landes-Irrenanstalt zu Niedernhart bei Leipzig. Linz, 1873, S. 170.“ In ihm die lehrreiche geschichtliche Entwicklung einer Anstalt, ehe ein Neubau entstand. Noch stand in der Speiseordnung des 3. Decenniums: „Für einen gewöhnlichen Narren genügt zum Frühstück trockenes Brot,“ während die neue Anstalt mit einem Aufwande von über $^1/_2$ Million den Anforderungen der Jetztzeit entspricht.

Niederzündorf (Rheinprovinz).

Privat - Pflegeanstalt für weibliche Kranke zu Niederzündorf bei Cöln „zum h. Joseph“.

Arzt: Dr. Zeller.

Behörde: Die Anstalt steht unter der Oberleitung der Vorsteherin der Klostergemeinde im Bürgerhospital zu Cöln. — Station Wahr, $^3/_4$ St. entfernt.

Bestand Anf. 1874: 2 Frauen.

Personal: 4 barmherzige Schwestern mit 2 Mägden besorgen das Hauswesen.

Seit 1864. Diese klösterliche Anstalt ist eine private für die im städtischen Hospital zu Cöln der Krankenpflege obliegenden barmherzigen Schwestern und hat zunächst den Zweck, ein Erholungshaus für die Schwestern zu sein, welche in Folge der aufreibenden Krankenpflege in dem grossen Hospital ausserhalb der dortigen Krankenluft einer kürzeren oder längeren Erholung bedürftig werden. Der dirig. Arzt des Hospitales hatte längst ein solches Haus für die Schwestern gewünscht. Damit es die materielle Existenz habe, suchte man alte oder kränkliche oder reconvalescente, auch als unheilbar aus den Irrenanstalten entlassene Damen gegen Entgelt in Kost und Pflege zu nehmen. Zur Zeit sind 9 Pfleglinge, darunter 2 Geisteskranke, in der Anstalt, die eine von einer Commune, die andere von ihrer Familie übergeben. Das Haus war ursprünglich ein kaufmännisches und hat viele Räume. Von den beiden, übereinander liegenden grossen Kellern ist der obere zur Küche, Kapelle und zum Speisesaale der Schwestern umgebaut.

Osnabrück (Provinz Hannover).

Provinzialständische Heil- und Pflege-Anstalt für die Provinz Hannover.

Aerzte: Director Sanitäts-Rath Dr. Meyer; Dr. Wiedemeister, 2. Arzt; Dr. Tannen, Assistenz-Arzt.

Behörde: Landes-Directorium zu Hannover. — Station Osnabrück.

Bestand Anf.	1874:	280	(140 M. 140 Fr.)
Verpflegt	1873:	333	(168 M. 165 Fr.)
Entlassen . . .	„	41	(20 M. 21 Fr.)
Gestorben . . .	„	12	(8 M. 4 Fr.)
Aufgenommen .	„	—	(— M. — Fr.).

Ausgaben: 60,257 Thlr. (Administration 9943 Thlr., Verpflegung 25,895 Thlr.). Verpflegungstage der Kranken 98,181 (und zwar Cl. I. 2555, Cl. II. 11,247, Cl. III. 84,379), der Angestellten 17,041. — Beköstigung pro Kopf und Tag I. Cl. 17 Sgr. 3,96 Pf., II. Cl. 12 Sgr. 2,8 Pf., III. Cl. 5 Sgr. 7,56 Pf.

Angestellt: Director, 2. Arzt, Inspector, Assistenz-Arzt, Kassen- und Rechnungsführer, luth. Geistlicher, Oberwärter, Oberwärterin, Lehrer und Organist, Schreiber, Haushälterin, Oberwäscherin, Maschinist, Gärtner, Heizer, 18 Wärter, 18 Wärterinnen, 2 Knechte, 4 Mägde, Bote, Portier; insges. 59.

Pensionsberechtigt sind die Beamten.

Eröffnet am 1. April 1868. Bau beschlossen 1862. Die

im Werke von Funk und Rasch veröffentlichten Pläne sind vollständig umgearbeitet und daher nicht mehr zutreffend. Wie Hildesheim und Göttingen nimmt auch Osnabrück Kranke aus allen Theilen der Provinz auf.

Owinsk (Station Posen).

Provinzial-Irren-Heil- und Pflege-Anstalt für die Provinz Posen, selbständig, für die Provinz Posen.

Aerzte: Dr. Weyert, Director und 1. Arzt; Wundarzt Schreiber. Die Stellen des Secundär-Arztes und der 2 Assistenz-Aerzte sind z. Z. nicht besetzt.

Behörde: Provinzial-Ständische-Verwaltungs-Commission zu Posen. — Station Posen.

Bestand Anf.	1874:	120	(69 M. 51 Fr.)
Verpflegt . . .	1873:	146	(85 M. 61 Fr.)
Aufgenommen .	„	25	(16 M. 9 Fr.)
Entlassen . . .	„	20	(13 M. 7 Fr.)
Gestorben . . .	„	6	(3 M. 3 Fr.).

Ausgabe pro 1873 = 30,846 Thlr. und zwar für Verpflegung 19,065 Thlr., Administration 11,781 Thlr. Verpflegungstage der Kranken 44,226 und der Angestellten 11,145.

Angestellt: Director und 1. Arzt, 1 Wundarzt und Apotheker, Oberwärter, 9 Wärter, Ober- und 7 Wärterinnen, Rendant, Secretair, Inspector, Hausvater, Gärtner, Köchin, 2 Küchenmädchen, Hausdiener, Kutscher, Oberwäscherin, Wäschebeschliesserin, Maschinenheizer, Portier, Nachtwächter; insges. 36.

Pensionsberechtigt sind vokationsmässig nur der Rendant und der Hausvater; bei den Uebrigen ist für jeden einzelnen Fall besondere Verfügung vorbehalten.

Im Jahre 1838 eröffnet.

Pankow (Provinz Brandenburg).

1. Selbständige Privat-Heilanstalt für Gehirnkranke zu Pankow bei Berlin.

Dirig. Arzt Dr. Mendel, 2. Arzt Dr. Hadlich, 3. Arzt Dr. Bron.

Behörde: Königl. Reg. zu Potsdam. — Station Berlin.

Bestand Anf. 1874: 39 (25 M. 14 Fr.)
Verpflegt . . . . 1873: 113 (71 M. 42 Fr.)
Aufgenommen . „ 72 (45 M. 27 Fr.)
Entlassen . . . „ 59 (32 M. 27 Fr.)
Gestorben . . . „ 15 (14 M. 1 Fr.).

Angestellt: 3 Aerzte, 1 Inspector, 1 Oberin, 1 Aufseher, 3 Oberwärter, 13 Wärter, 4 Wärterinnen, 1 Gärtner, 2 Kutscher, 2 Hausdiener, 1 Portier.

Die Anstalt dient zum Theil dem klinischen Unterrichte.

Besteht seit dem 1. November 1868.

2. Privat-Pflegeanstalt für unheilbare weibliche Geisteskranke.

Besitzerin und Vorsteherin Frl. Welczek.

Arzt: Dr. Mendel.

Behörde: Regierung zu Potsdam. — Station Berlin.

Bestand Anf. 1874: 24 Fr.
Verpflegt . . . . 1873: 31 Fr.
Aufgenommen . „ 4 Fr.
Entlassen . . . . „ 3 Fr.
Gestorben . . . „ 4 Fr.

Personal: 2 Vorsteherinnen, 2 Wärterinnen, Waschfrau etc.

Besteht seit 1865.

3. Privat-Pflegeanstalt für männliche Geisteskranke des Gustav Reyer. Arzt Dr. Mendel.

Behörde: Kgl. Reg. zu Potsdam. — Station Berlin.

Bestand Anf. 1874: 26 M.
Verpflegt . . . . 1873: 37 M.
Aufgenommen . „ 9 M.
Entlassen . . . „ 8 M.
Gestorben . . . „ 3 M.

Angestellt: Vorsteher, 4 Wärter, 2 in der Küche.

Dient zum klinischen Unterricht für die Universität Berlin.

Besteht seit 1866.

4. Pflegeanstalt für unheilbare Geisteskranke der Frau Feyh, geb. Lambelet, gegründet 1862.

Bestand Anf. 1873: 27 Frauen,
darunter 12 der städtischen Armen und 15 Pensionärinnen.*)

Pfullingen (Kgr. Würtemberg).

Privat-Heil- und Pflegeanstalt, selbtändig.

Director und Besitzer Dr. med. E. O. Flamm, Hilfsarzt Dr. C. Pantlen, früher Assistent der inneren Abtheilung des Kathrinen-Hospitals in Stuttgart. —

Behörde: Kgl. Aufsichts-Commission der Staats-Kranken-Anstalten für Winnenthal und Zwiefalten. — Station Reutlingen, ½ Stunde entfernt.

Bestand . . .	Anf. 1874:	102 (63 M. 39 Fr.)
Verpflegt	1873:	188
Entlassen	„	29
Gestorben	„	13
Zahl d. Kr. im Oct.	1874:	147.

Angestellt: 2 Aerzte, Verwalter (Kaufmann von Fach), Gärtner, Kutscher, Knecht, Portier, Waschaufseherin, 6 Wärter, 4 Wärterinnen, kath. und evang. Geistlicher ausserhalb der Anstalt, ein Gesangs- und ein Turnlehrer. Das Institut der Oberwärter und Oberwärterinnen fehlt absichtlich und ist wohl zu entbehren. Der Stamm des Wartpersonals besteht aus Verheiratheten, theils in, theils ausserhalb der Anstalt wohnend; insges. 22.

Seit 1843 von dem Vater des jetzigen Vorstandes im Schlosse von Pfullingen gegründet, das 1563 von Herzog Christof auf dem Grunde der alten Remp'schen Burg erbaut wurde, mit 30 Morgen Feld und Garten, 5 Minuten von Pfullingen entfernt. Der Schlossgarten ist mit Mauer umgeben. Ein eigentlicher Zellenbau existirt nicht. Bei drei Hauptgebäuden sind in jedem 4 Zellen, die aber mehr als Schlafräume für unruhige Kranke und für vorübergehende Exaltationszustände dienen, als zu längerem Aufenthalte, der durch andere Mittel ersetzt werden kann.

---

*) Mendel, im Arch. f. Psych. 1874.

Die grosse Mortalität kommt auf den elenden Zustand, in welchem Kranke, meist der Classe der sogen. Staatspfleglinge angehörig, vom Staate zu dem jährlich fixirten Normalsatze von 255 Fl. 30 einzelnen Privat-Irrenanstalten vertragsmässig zugewendet werden, worunter oft recht heruntergekommene, physisch und psychisch total zerfallene Patienten sich befinden, mitunter auch tüchtige Arbeitskräfte, die in der Anstalt sich glücklich fühlen.

Der Vorstand wird Anf. 1875 eine ausführliche Schrift über die Anstalt herausgeben.

Pforzheim (Baden).

Öffentliche und selbständige Heil- und Pflegeanstalt für das Grossherzogthum Baden.

Aerzte: Director Geh. Hofrath Dr. Fischer; Assistenzärzte Dr. Brenzinger und Dr. Otto.

Behörde: Gr. Verwaltungshof. — Station Pforzheim.

Bestand Anf.	1874:	562	(266 M.	296 Fr.)
Verpflegt	1873:	690	(320 M.	370 Fr.)
Aufgenommen .	„	125	(53 M.	72 Fr.)
Entlassen . . .	„	46	(21 M.	25 Fr.)
Gestorben . . .	„	82	(33 M.	49 Fr.)

Ausgabe-Etat pro 1873: Verpflegungstage der Kranken 205,405. Verpflegungs-Kosten der Kranken (excl. Getränke) 68,985 Fl. Gesammtausgabe 156,825 Fl.

Beamte und Personal: Director, 2 Assistenz-Aerzte, Verwalter, evang. und kath. Geistlicher, Buchhalter, Dekopist, Oeconom, Oberwärter, 26 Wärter, 2 Oberwärterinnen mit 2 Gehilfinnen, 32 Wärterinnen, Privatwärter, Privatwärterin, Kanzleidiener, 2 Bäcker, Gärtner, 2 Thorwart, 2 Köchinnen, 6 Küchenmädchen, Küchengehilfe, Weisszeugschliesserin mit 7 Waschmädchen, Ausläufer, Organist und Hauslehrer, jüdischer Lehrer, Kirchendiener. (Geistlicher und Lehrer sind in der Stadt angestellt und gehören nicht eigentlich zu den Beamten der Anstalt.). Insges. 101.

Seit 1322 als Spital für „elende und arme Siechen“ von Frau Markgräfin Luitgard gegründet. Es fanden nach Acten auch Seelengestörte dort Aufnahme. 1699 durch die Franzosen eingeäschert, wurde die Anstalt wieder aufgebaut als Landeswaisenhaus, das auch Pfründner, Kranke, Geisteskranke und Sträflinge aufnahm. 1758 wurde verordnet, dass nur Waisen, Wahnsinnige und Abscheu erregende Kranke, wie Epileptische, Krebsige u. s. w. Aufnahme fänden. Das Waisenhaus wurde 1804 aufgelöst und die Waisen einzelnen Familien übergeben. Der nunmehrige erste eigene Arzt wurde Dr. J. Ch. Roller, dem 1814 Dr. Groos folgte. Berichte nur zerstreut meist in Zeitungen.

St. Pirminsberg (Canton St. Gallen).

Oeffentliche selbstständige Heil- und Pflegeanstalt für den Canton St. Gallen.

Aerzte: Director Dr. Hugo Henne, Hilfsarzt Dr. Ernst Sury.

Behörde: Polizei-Departement des Cantons St. Gallen. — Station Ragaz, 1 Std. entfernt.

Bestand Anf.	1874:	238	(123 M.	115 Fr.)
Verpflegt . . .	1873:	394	(197 M.	197 Fr.)
Aufgenommen.	„	146	(71 M.	75 Fr.)
Entlassen . . .	„	137	(64 M.	73 Fr.)
Gestorben . . .	„	19	(10 M.	9 Fr.).

Ausgaben: 188,963 Frc., in Administration 75,338, in Verpflegung 113,625. — Verpflegungstage der Kranken 87,832, der Angestellten 16,453.

Angestellt: 2 Aerzte, Verwalter, kath. Geistlicher, evang. Geistlicher, 14 Wärter, 14 Wärterinnen, Oberwärter, Oberwärterin, Gesanglehrer, Hausmeisterin, Heizer, Gasmacher, 15 Oeconomieangestellte für Küche, Wäsche, Garten, Feld, Vieh und Pferde; insges. 54.

Ohne Pensionsberechtigung.

Besteht seit 1847. 1867—1869 wurde die Anstalt im Innern gänzlich umgebaut und vergrössert, mit einem Kostenaufwande von 720,000 Franken. — Jahresbericht des Directors erscheint im Auszuge im regierungsräthlichen Amtsberichte.

Pirna (Königreich Sachsen).

Privat-Heil- und Pflegeanstalt, selbständig.

Besitzer und Director Dr. Lehmann, Bezirksarzt a. D., Dr. Hesse, 2. Arzt.

Behörde: Königl. Kreisdirection zu Dresden. — Station Pirna.

Bestand Anf.	1874:	33 (18 M. 15 W.)
Verpflegt . . .	1873:	56
Aufgenommen .	„	41
Entlassen . . .	„	36
Gestorben . . .	„	5.

Angestellt: 2 Aerzte, Gesellschafterin, 6 Wärter, 6 Wärterinnen, Köchin, 2 Küchenmädchen, 2 Stubenmädchen, Portier.

Besteht seit 1830, durch Pienitz gegründet. 2 Berichte sind veröffentlicht.

Plagwitz (Provinz Schlesien).

Provinzial-Irren-Pflege-Anstalt für die Provinz Schlesien und die Oberlausitz; öffentlich, selbständig.

Arzt: Dr. Timpf, Sanitätsrath zu Löwenberg.

Behörde: Landes-Deputation von Schlesien resp. die Verwaltungs-Commission. — Station Bunzlau und Greiffenberg.

Bestand Anf.	1874:	105 (66 M. 39 Fr.)
Verpflegt . . .	1873:	114
Aufgenommen .	„	9
Entlassen . . .	„	5
Gestorben . . .	„	2.

Ausgabe-Etat pro 1873 = 16,450 Thlr. Verpflegungs-Tage der Kranken 38,156, der Angestellten 4150. Administr.-Kosten 3585 Thlr., Verpflegungskosten 6876 Thlr.

Angestellt: Arzt, Hausverwalter, Controleur, Oberwärter, 6 Wärter, 4 Wärterinnen, Pförtner, Gärtner, Nachtwächter, Köchin, Küchenmädchen, Wäscherin; insges. 20.

Beamte und Personal sind pensionsberechtigt.

Die Anstalt ist im J. 1826 als Irren-Pflege-Anstalt von den Ständen übernommen, nachdem dieselbe vorher von der

Königl. Regierung zu Liegnitz zum Zwecke der Einrichtung eines allgem. Irren- und Siechenhauses angekauft war. Bei Eröffnung der neuen Anstalt zu Bunzlau 1863 wurde sie geschlossen, aber 1868 wieder eröffnet.

Pöpelwitz (Provinz Schlesien).

Privat-Irrenanstalt zur Heilung und Pflege in Pöpelwitz bei Breslau.

Besitzer und Director: Prof. Dr. Neumann, Secundärarzt Dr. Friedländer.

Behörde: Königl. Regierung zu Breslau. — Station Breslau.

Bestand Anf. 1874: 39 (22 M. 17 Fr.).

Angestellt: 2 Aerzte und 14 Personal; insges. 16.

Seit 1852. Bericht über die ersten 10 Jahr ist gedruckt.

Polsingen (Kreis Mittelfranken).

Blödenanstalt, Privat-Pflegeanstalt für Blöde u. Epileptische, Eigenthum der Diaconissenanstalt Neuendettelsau, zunächst für Baiern bestimmt, doch sind Ausnahmen nicht ausgeschlossen.

Vorstand: Dr. Meyer, Rector der Diaconissenanstalt Neuendettelsau. Arzt: Dr. med. Permanne in Oettingen.

Behörde: Reg. von Mittelfranken zu Ansbach. — Station Oettingen.

Bestand Anfang	1874:	53	Männer.
Verpflegt	1873:	61	-
Aufgenommen . .	„	15	-
Entlassen	„	2	-
Gestorben	„	5	-

Ausgaben: 15,000 Fl.

Angestellt: Ausser dem Rector, dem Ortsgeistlichen und dem Arzte 8 Diaconissen, 3 männliche Pfleger und noch einige Gehülfen im Haushalt, c. 17.

Pension: Beamte nicht pensionsberechtigt. Diaconissen und männliche Pfleger (Brüder) haben Anspruch auf lebenslängliche Versorgung von Seiten des Mutterhauses.

Seit 1866. Die Anstalt ist Filial der Diaconissenanstalt

Neuendettelsau, welche in dem oben angegebenen Jahre die männlichen Blöden von der Anstalt trennte und in einem gemietheten kleinen Schlosse in dem Dorfe Polsingen bei Oettingen, 8 Stunden von Neudettelsau, unterbrachte. Die periodischen Berichte finden sich in den jährlich veröffentlichten Jahresberichten der Diaconissenanstalt.

Posen (Provinz Posen).

Oeffentliche Irren - Abtheilung des städtischen Krankenhauses, Heil- und Pflegeanstalt für den Stadtbezirk, ausnahmsweise auch für den Landbezirk.

Die Direction der Magistrat, dirig. Arzt San. - Rath Dr. v. Kaczorowski.

Behörde: Königl. Regierung. — Station Posen.

Bestand Anf.	1874:	37	(13 M. 24 Fr.)
Verpflegt . . .	1873:	69	(33 M. 36 Fr.)
Aufgenommen .	„	43	(22 M. 21 Fr.)
Entlassen . . .	„	20	(15 M. 5 Fr.)
Gestorben . . .	„	9	(4 M. 5 Fr.).

Die Anstalt besitzt keinen abgesonderten Etat. Verpflegungstage der Kranken 12,330, der Wärter 1460. Die Kosten betragen pro Kopf und Tag für Kranke 9 Sgr. 4 Pf., für Wärter 9 Sgr. 6 Pf.

Angestellt: 2 Wärter und 2 Wärterinnen, über welche der Inspector des Krankenhauses die Aufsicht führt.

Pensionsberechtigt ist der Inspector.

Seit 1849. Die Anstalt befindet sich in dem früheren Franziskanerkloster in einem Nebenbau, welcher früher die Brauerei des Klosters gebildet haben soll. Ursprünglich wurden nur unheilbare Kranke zur Verpflegung untergebracht. Gegenwärtig werden stadtarme Kranke auch in ihr behandelt. Patienten aus den besseren Ständen werden hierselbst zuweilen interimistisch bis zu ihrer Unterbringung in der Provinzialanstalt zu Ovinks aufgenommen.

Jahresbericht jährlich seit 1867 an das Königl. Ministerium.

Potsdam (Provinz Brandenburg).

1. Abtheilung des städtischen Krankenhauses. Oeffentliche Pflegeanstalt für Potsdam.

Aerzte: Reg. Med.-Rath Dr. Kanzow, dirig. Arzt; Goerecke, Hilfsarzt. Behörde: Magistrat. — Station Potsdam.

Bestand Anf.	1874:	20	(6 M. 14 Fr.)
Verpflegt . . .	1873:	43	(15 M. 28 Fr.)
Aufgenommen.	„	27	(11 M. 16 Fr.)
Entlassen . . .	„	18	(7 M. 11 Fr.)
Gestorben . . .	„	5	(2 M. 3 Fr.).

Kein besonderer Etat für die Station. Angestellte ohne Verpflegung.

Die Zahl des Wartpersonals wechselt je nach dem Bedürfniss; die Geschäfte der Beamten werden von den im Armenhause angestellten versehen.

Eröffnet am 14. October 1774.

2. Wilhelmstift, Erziehungsanstalt für blödsinnige Kinder, Privatanstalt, selbständig, zunächst für die Provinz Brandenburg. Inspector Grossmann, Arzt: Stabsarzt Dr. Dominik.

Behörde: Vorstand von 12 Mitgliedern, dessen Vorsitzender Prediger Coulon in Potsdam ist.

Bestand Anf.	1874:	60	Zöglinge (42 Kn. 18 M.)
Verpflegt . . .	1873:	73	-
Aufgenommen.	„	22	-
Entlassen . . .	„	12	-
Gestorben . . .	„	1	-

Ausgaben: 7628 Thlr. (Verwaltung 1043, Inventar und Gebäude 928, Verpfleg., Kleid. und Wäsche 5272 Thlr.) bei 21605 Verpflegungstagen der Zöglinge.

Angestellt: Inspector und Frau, 2 Lehrer, Oberwärterin, Haushaltungsgehülfin, 2 Wärter, 2 Wärterinnen, 2 Mädchen für Küche und Haus, 2 Mädchen für Wäsche und Hausarbeit, 1 Knecht und 1 Gartenarbeiter, insges. 16.

Seit October 1865, jetzt Neubau. Berichte im „evangel. Gemeindeboten“, herausgegeben zum Besten der Anstalt von Prediger Pfitzner in Potsdam. Von einer Wohlthäterin wurde dem verst. Superintendent Schultz ein Haus mit Garten geschenkt, in letzterem 1869 ein Neubau bezogen.

Prag (Kgr. Böhmen).

1. Königl. Böhmische Landes-Irrenanstalt, Oeffentl. Heil- und Pflege-Anstalt für das Königreich Böhmen.

Aerzte: Director Dr. J. Fischer; 2 Primairärzte: Dr. Smoler und Dr. Kratochwil; 2 Sekundairärzte 1. Categorie: Dr. von Ceyp und Schultes; 2 Sek.-Aerzte 2. Categorie: Czumpelik und Stransky.

Behörde: Königl. Böhm. Landesausschuss.

Bestand Anf.	1874:	783	(408 M. 375 Fr.)
Verpflegt . . .	1873:	1449	(753 M. 696 Fr.)
Aufgenommen	„	681	(374 M. 307 Fr.)
Entlassen . . .	„	326	(158 M. 168 Fr.)
Gestorben. . .	„	287	(142 M. 145 Fr.).

Ausgabe-Etat: Verpflegungstage der Kranken: 281,276, der Angestellten: 38,296. Kosten der Administration 46,929 Fl., der Verpflegung 151,853 Fl., in Summa 198,782 Fl.

Beamte und Personal: Verwalter, Controleur, Rechnungsführer, Amtsdiener, 2 Portier, Wäschebesorgerin, Hausmaurer, Haustischler, Dampfkesselheizer, 3 Hausdiener, Wartpersonal: ca. 108 bis 110. Insges. 128—30.

Pensionsberechtigung besteht. Die Anstalt nimmt als Volontärärzte gleichzeitig 3 Dr. med. auf, welche durch 3 Monate für Wohnung, Heizung und Beleuchtung als ärztl. Practicanten Dienste leisten.

Seit 1792, ursprünglich Josefinische Institution von 1790, allmäliche Weiterentwicklung durch das St. Katharinen-Klostergebäude in den zwanziger Jahren, durch das Neugebäude in den vierziger Jahren, durch Slup mit seiner theilweise colonieartigen Einrichtung in den fünfziger Jahren. „Die k. k. Irrenanstalt von Dr. J. Fischel. Erlangen, Enke 1853.“

2. Privat-Idiotenanstalt, vom St. Anna-Frauenverein unter Leitung der Fr. Amealing in Prag, im Jahre 1872 gegründet, hatte am 1. Januar 1874: 48 Pfleglinge (34 Kn. u. 14 M.) In Böhmen sind statistisch über 2000 Idioten nachgewiesen.

Préfargier (Canton Neuchâtel).

Heilanstalt, öffentliche und doch vom Staate unabhängige, da die Anstalt eine milde Stiftung ist (des Herrn von Meuron aus Neuchâtel). Selbständig und am Ufer des Neuenburger Sees gelegen. Da der Canton keine Anstalt für Unheilbare besitzt, behält Pr. immer eine grössere Zahl derartiger Kranken. Bestimmt für den Canton nimmt die Anstalt auch auswärtige Kranke in der 2. u. 1. Kl. auf (es bestehen nur diese beiden Verpflegungsklassen).

Aerzte: Director Dr. Chatelain, 2. Arzt Dr. Vouga jun.

Behörde: Eine eigene Aufsicht-Commission, die ursprünglich vom Stifter ernannt, sich selbst aus freier Wahl recrutirt, nur muss die Familie von Meuron immer durch 2 Mitglieder vertreten sein und der Cantonal-Staatsrath durch eines. Die Gesammtzahl ist 9. — Station St. Blaise bei Neuchâtel.

Bestand Anf.	1874:	121	(63 M.	58 Fr.)
Verpflegt . . .	1873:	190	(100 M.	90 Fr.)
Aufgenommen.	„	81	(45 M.	36 Fr.)
Entlassen . . .	„	69	(37 M.	32 Fr.).

Die Normalzahl ist 130, aber eine ziemliche Zahl von Unheilbaren war kurz vorher in die Familien resp. Gemeinden zurückgeschickt.

Ausgaben: 153,784 Frs., Verpflegungstage der Kranken 43,695, Kosten eines Verpflegungstages 3,51 Frs. (und zwar Verpflegung pro Kopf 1,31, Administration 2,20 Frs.).

Angestellt: 55 (die Wäsche-Arbeit wird von auswärtigen Tagelöhnerinnen besorgt). Keine Pensionsberechtigung.

Eröffnet am 1. Jan. 1849. Von da bis jetzt:

Aufgenommmen . . .	2041	(1017 M.	1024 W.)
Geheilt	744	(347 M.	397 W.)
Gebessert entlassen:	393	(192 M.	201 W.)
Ungebessert „	550	(266 M.	284 W.)
Gestorben	233	(149 M.	84 W.)
Bleibt Anf. . . 1874:	121	(63 M.	58 W.).

Préfargier genügt weit nicht mehr dem Bedürfnisse; es sollte eine Anstalt für Unheilbare errichtet werden.

Karthaus Prüll (Kreis Oberpfalz).

Oberpfälzisch-Regensburgische Kreis-Irrenanstalt bei Regensburg für den Regierungsbezirk Oberpfalz.

Aerzte: Director Dr. Eugen Lachner, 1. Assistenzarzt Dr. Joh. Vornheim, 2. Assistenzarzt Friedr. Zierl, appr. Arzt.

Behörde: Regierung von Oberpfalz und von Regensburg. — Station Regensburg (1 Kilom. Entfernung).

Bestand Anf.	1874:	193	(101 Kn. 92 M.)
Verpflegt . . .	1873:	283	(154 Kn. 129 M.)
Aufgenommen .	„	79	(47 Kn. 32 M.)
Entlassen . . .	„	58	(34 Kn. 24 M.)
Gestorben . . .	„	32	(19 Kn. 13 M.).

Ausgabe-Etat: 60,479 Fl., Verpflegungstage der Kranken 72,169, der Angestellten 17,012. Administrations-Kosten 24,315 Fl., Verpflegungs-Kosten 36,164 Fl.

Angestellt: Director, 2 Assistenzärzte, Verwalter, 2 Verwaltungsgehilfen, 2 Geistliche, Lehrer, Oberwärter, 16 Wärter, Oberwärterin, 16 Wärterinnen, 15 übriges Dienstpersonal; insges. 58.

Nur Director und Verwalter sind pensionsberechtigt.

Besteht seit 1852. Ehemaliges Karthäuserkloster, später Benedictinerstift, dann Kreisbeschäftigungsanstalt. Von 1850 an zur Irrenanstalt adoptirt, 1863, 1866 und 1872 durch Erweiterungsbauten vergrössert.

Pützchen (Rheinprovinz).

Selbständige Privat-Heil- und Pflegeanstalt bei Bonn.

Director und Besitzer Dr. Leop. Besser.

Behörde: Kgl. Regierung. — Station Bonn.

Bestand Anf.	1874:	38	(27 M. 11 W.)
Aufgenommen.	1873:	17	
Entlassen . . .	„	9	
Gestorben . . .	„	6.	

Der Kranke kostet pr. pr. 200 Thlr.

Angestellt: 1 Arzt, 1 Hausmann, 1 Oberwärter, 2 Wärter, 1 Oberwärterin, 2 Wärterinnen, 5 Dienstleute. Insges. 13.

Ohne Pensionsberechtigung.
Besteht seit 1. Sept. 1866.

Rastenburg (Prov. Ostpreussen).

Idioten-Anstalt, Privat-Erziehungsanstalt, selbständig und mit Corporationsrechten versehen, für Ost- und Westpreussen, doch werden auch aus anderen Gegenden Pensionäre aufgenommen. — Station Rastenburg. — Vorsteher Zalewski.

Bestand Anf.	1874:	43	Kinder (Kn. u. M.)
Verpflegt . . .	1873:	41	durchschnittlich.
Aufgenommen .	„	5	
Entlassen . . .	„	1	
Gestorben . . .	„	3	

Ausgaben 4650 Thlr. (Admin. 1240, Verpfleg. 3410 Thlr.) bei 15,330 Verpflegungstagen der Idioten und 3285 der Angestellten.

Angestellt: 2 Lehrer, Hausvater und Frau, Gehülfe des Hausvaters, 2 Diaconissinnen, 3 Dienstmädchen, insges. 10.

Seit April 1865, erweitert 1869. Drei Jahresberichte sind veröffentlicht.

Realta (Canton Graubünden).

Verwahrungsanstalt für unheilbare Irre, öffentliche cantonale Pflegeanstalt. Verbunden damit ist eine Correctionsanstalt für den Canton Graubünden.

Director: Ant. Lietha, Arzt Dr. P. Buol in Thusis.

Behörde: Kleiner Rath. — Station Chur.

Bestand Anf.	1874:	32	(24 M.	8 Fr.)
Verpflegt	1873:	35	(26 M.	9 Fr.)
Aufgenommen .	„	3	(2 M.	1 Fr.)
Entlassen . . .	„	1	(—	1 Fr.)
Gestorben . . .	„	2	(2 M.	— Fr.)

Ausgaben: ca. 9956 Fr. — Verpflegungstage 11,692. Administrations-Kosten für beide Anstalten 4149 Fr., Verpflegungs-Kosten für beide 15,764 Fr. Die Irren bilden ca. 50 % der ganzen Bevölkerung.

Angestellt: Director und Frau als Haushälterin, Arzt,

Landjäger, 2—3 Aufseher, 1 Aufseherin, 1 Köchin, 2 Angestellte für die Oeconomie; insges. 12.

Keine Pensionsberechtigung.

Seit 1839 bis 1855 in Fürstenau, seither in Realta. Jährliche Berichte an den kleinen Rath.

Rheinau (Canton Zürich).

Oeffentliche Irrenpflegeanstalt, selbständig, für den Canton Zürich.

Director Dr. J. Moor, Assistenzarzt Dr. E. Wünderli.

Behörde: Regierungsrath des Cantons durch den Director des Sanitätswesens, der Präsident einer aus 4 Mitgliedern bestehenden Aufsichts-Commission ist, in welcher der Anstalts-Director und -Verwalter berathende Stimme haben. — Station Marthalen an Linie Zürich-Schaffhausen.

Bestand Anf.	1874:	592	(278 M.	314 Fr.)
Verpflegt . . .	1873:	641	(298 M.	343 Fr.)
Aufgenommen .	„	79	(34 M.	45 Fr.)
Entlassen . . .	„	13	(7 M.	6 Fr.)
Gestorben . . .	„	40	(16 M.	24 Fr.).

Ausgaben: 369,118 Frcs. (Admin. 44,755 Frcs., dazu gehörige 305 Juchert betragende Oeconomie 79,603, Verpfl. der Versorgten und Angestellten 244,960 Frcs.) bei 209,993 Verpflegungstagen der Versorgten, 23,360 der Angestellten.

Angestellt: 2 Aerzte, Verwalter, landwirthsch. Werkführer, Oberwärter, 2 Oberwärterinnen, 16 Wärter, 20 Wärterinnen, Küfermeister, Metzger, Speisemeister, Magd des Verwalters, Oberköchin, 2 Köchinnen, Hausmagd, Schneidermeister, Amtsnäherin, Oberwäscherin, 2 Wäscherinnen, Heizer, Portier, Gärtner, 7 Knechte, Schweinehirt. Insges. 67.

Ohne Pensionsberechtigung.

Seit 1867. Die Anstalt befindet sich in den 1½ Stunden unterhalb Schaffhausen auf einer Insel des Rheins gelegenen Gebäulichkeiten der ehemaligen Benedictiner-Abtei Rheinau. Letztere wurde Anfang der sechziger Jahre vom Staate aufgehoben und zum Zwecke der Verlegung der im sogen. Alten Spital in Zürich befindlichen unheilbaren Geistes- und Körperkranken entsprechend umgebaut, da diese letztere seit dem 12. Jahrhundert bestehende, zur Reformationszeit durch Klosteraufhebungen und besonders im Laufe des vorigen Jahrhunderts durch Neubauten allmälich erweiterte, im Anfang dieses Jahrhunderts administrativ wesentlich umgestaltete Anstalt den immer grösser werdenden Ansprüchen nicht mehr genügte. Nachdem Sept. 1864 mit dem Umbau des Klosters Rheinau begonnen worden, konnten die für ca. 600 Kranke eingerichteten Räumlichkeiten mit Ende Juli 1867 von den 451 Versorgten des alten Spitals nach und nach bezogen werden. Schon jetzt aber ist die Anstalt der Art angefüllt, dass eine Erweiterung in Aussicht genommen werden muss, soll den Anforderungen nur einigermaassen wieder genügt werden.

Veröffentlichungen in den jährl. Berichten des Züricher Regierungsrathes. „Ueber Zweck und Einrichtung der Anstalt: Dr. Wille in Allg. Ztschr. f. Psych. Bd. XXVI. Hft. 1 u. 2“.

Rheineck (Canton Appenzell).

Privat-Irrenanstalt, Walzenhausen, Canton Appenzell, Heil- und Pflegeanstalt, selbständig.

Dr. med. Züst in Rheineck ist Arzt der Anstalt seit 24 J. unter der Leitung der voriges Jahr verstorbenen Wittwe Dr. Leuch, von Walzenhausen.

Station Rheineck, Canton St. Gallen, 25 Min. entfernt.

Der durchschnittliche Krankenbestand betrug fast immer 10—12, theils männliche, theils weibliche. Nachdem Frau Dr. Leuch gestorben, kam die Anstalt zuerst an Herrn Wilhelm Bohner, nachher an Herrn Conrad Kellenberger in Walzenhausen. Die Irren wurden nun entlassen und sind jetzt nur noch 3 unheilbare in Pflege geblieben. Die Anstalt ist wieder verkäuflich. Die Verpflegungskosten betragen wöchentlich 12—20 Franken.

Angestellt: Vorsteherin, Arzt aus der Nachbarschaft, 1 Wärter mit Oberaufsicht über die Landöconomie, 1 Wärterin, 1 Küchenmagd, 1 Hausknecht.

Die Anstalt ist einfach aber practisch bei gesunder und prachtvoller Lage. Gegründet 1834 von Dr. Leuch.

Riga (Ostsee-Provinzen).

Privatanstalt für blödsinnige Kinder, früher nur für solche, jetzt in erweiterter Thätigkeit heilpädagogische Anstalt, unter der Direction der Frau Wittwe Platz. — Arzt Collegienrath Dr. Wichert.

Behörde: Rigaische Medicinal-Verwaltung u. Schuldirectorat. — Station Riga.

Bestand Anf. 1874: 10 (5 M. 5 W.)

Angestellt: Vorsteherin, 2 Gehilfinnen, 2 Wärterinnen, 3 Dienstboten; insg. 9. Seit 1853 vom Taubstummenlehrer Platz gegründet. Berichte und Abhandlungen veröffentlicht im „Organe der Taubstummen- und Blindenanstalten“ 1865 No. 6, 1868 No. 9; „Ausführlicheres über die Pflege der Idioten“, 1872 No. 1; „Kleine Notiz über Taubstummen-Ehen“, 1872 No. 8 u. 9; „Empfindung u. Aeusserungsfähigkeit der Idioten“, No. 5 u. 6; „Ueber Entstehung u. Verhütung des Idiotismus“ 1873; „Ueber das Abrichten der Idioten zum Vaterunser“ 1874 No. 23 in „Zt. f. Stadt u. Land“ Riga.

Durch jährliche Unterstützung von 200 R. aus der Kasse der Stadt Riga und durch jährliche Collecte, ca. 200 R. erzielend, werden 1 Armer und 2 gering zahlende Kranke aufgenommen.

Rockwinkel (bei Bremen).

Selbständige Privat-Heil- und Pflegeanstalt.

Besitzer und Vorsteher: Dr. Herm. Engelken jun.

Behörde: Medicinalamt zu Bremen. — Station Oberneuland, ¼ Stunde entfernt.

Bestand Anf.	1874:	21	(10 M. 11 Fr.)
Verpflegt . . .	1873:	37	(21 M. 16 Fr.)
Aufgenommen	„	18	(11 M. 7 Fr.)
Entlassen . . .	„	13	(10 M. 3 Fr.)
Gestorben . . .	„	2	(2 M.).

Angestellt: Director, 2 Wärter, 1 Gärtner (zugleich Wärter bei Bedarf), 2 Wärterinnen, 1 Aufseherin, 1 Haushälterin, 3 Hausmädchen, 1 Reinmachefrau, 1 Privatwärter. Sämmtl. Angestellte haben event. Aushilfswartverpflichtung.

Ohne Pensionsberechtigung.

Die Anstalt liegt 1¼ St. von Bremen, hat Areal von 15 Morgen. Alle Krankenzimmer liegen zu ebener Erde für 35 Kr. in 56 Zimmern. Im Dorfe werden Kranke behandelt. 3 Verpflegungskl. von 275—750 Rmk. bei ¼jährl. Vorausbezahlung. 1764 von einem früheren holländischen Militärarzt in Indien begründet mit 3—5 Kranken. Seitdem stets vom ältesten Sohn des Vorgängers fortgeführt, jetzt in 5. Generation. Keine Berichte veröffentlicht.

Roda (Sachsen-Altenburg).

Genesungshaus, Heil- und Pflegeanstalt für das Herzogthum Sachsen-Altenburg und durch Staatsvertrag für die Fürstenthümer Reuss j. u. ä. L. In Verbindung damit ein Kreiskrankenhaus von 38 Betten.

Aerzte: Director Medicinalrath Dr. Maeder, 2. Arzt Dr. Wagner.

Behörde: Königl. Ministerium des Innern. — Station Roda, von 1875 ab (Weimar-Geraer Bahn).

Bestand Anf.	1874:	210	(111 M.	99 Fr.)
Verpflegt . . .	1873:	258	(137 M.	121 Fr.)
Aufgenommen .	„	58	(33 M.	25 Fr.)
Entlassen . . .	„	21	(10 M.	11 Fr.)
Gestorben . . .	„	27	(16 M.	11 Fr.).

Ausgaben: 24,105 Thlr. — Verpflegungstage der Kranken 74,276, der Angestellten 8368. — Administration 4589 Thlr., Verpflegung 19,476 Thlr.

Angestellt: 2 Aerzte, Geistlicher, Controleur, Oberaufseherin, Aufseher und Heildiener, Lehrer und Organist, Barbier, 2 Oberwärter, 9 Wärter, 2 Oberwärterinnen, 7 Wärterinnen, Hausmann, Köchin; insges. 30.

Pensionsberechtigung der Beamten.

Seit 1848. Berichte in „Allgem. Zeitschr. f. Psych.“. Ausführliche Nachrichten bei Gelegenheit des 25jähr. Jubiläums der Anstalt. Roda, 1873. 24 S.

Rosegg (Canton Solothurn).

Oeffentliche Heil- und Pflegeanstalt zur Unterbringung heilbarer und unheilbarer Geisteskranken, sowie unheilbarer Körperlich-Kranken, für den Kanton Solothurn.

Director: Dr. med. Ackermann.

Behörde: Regierungsrath. — Station Solothurn.

Bestand Anfang 1874: 199 (91 M. 108 Fr.)
Verpflegt 1873: 269
Aufgenommen . . „ 70
Entlassen . . . . . „ 55
Gestorben . . . . „ 15.

Kosten: 135,995 Frs. (Administr. 15,453, Verpflegung 120,542) bei 71,984 Verpflegungstagen der Kranken, 12,050 der Angestellten.

Angestellt: Director, Verwalter, Oberwärter, Oberwärterin, 8 Wärter, 11 Wärterinnen, 3 Köchinnen, Portier, Knecht, 2 Gärtner. Kath. und protest. Geistlicher wohnen in der Stadt; insges. 32.

Ohne Pensionsberechtigung.

Seit 1860. Jährliche Berichte an die Regierung.

Rostock (Meklenburg-Schwerin).

St. Catharinen-Stiftung, städtische Irren-Heil- und Pflegeanstalt, zunächst für die Stadt und soweit der Raum reicht für Auswärtige, selbständig.

Arzt: Dr. med. W. Passow, Chirurg Apel.

Behörde: Deputirte aus Rath und Quartieren der Stadt Rostock. — Station Rostock.

Bestand . . . . Anf. 1874: 119 (56 M. 53 Fr.)
Verpflegt 1873: 153
Aufgenommen . . . . „ 32
Entlassen . . . . „ 23
Gestorben . . . . „ 14.

Ausgaben: 22,000 Thlr. (Administr. 3000 Thlr., Verpflegung 14,558 Thlr.), bei 47,088 Verpflegungstagen der Kranken und 10,012 der Angestellten.

Angestellt: Aerztl. Personal 2, Inspector, Inspectorin,

Oberwärter mit 3 Wärtern, Oberwärterin mit 3 Wärterinnen, Arbeitsaufseher, Wäscherin, Wirthschafterin mit 6 Mädchen, Heizer, 2 Knechte; insges. 24.

Ohne Pensionsberechtigung.

Seit 1825, reorganisirt 1855. Berichte in der Rostocker Zeitung.

Rothenburg (Ostseeprovinzen).

Städtische Irren-, Heil- und Pflegeanstalt bei Riga, selbständig, zunächst für die Stadt Riga, aber gegen Zahlung werden auch auswärtige Patienten aufgenommen. —

Director Dr. Gregor Brutzer, 2. Arzt Dr. Fritz Kloepfel.

Behörde: Administration zur Verpflegung der mittellosen Geisteskranken der Riga'schen Stadtgemeinde, d. i. eine ständische Delegation des Riga'schen Armendirectorii. In med. techn. und med. poliz. Beziehung die Med. Abth. der K. Livländischen Gouvern.-Verwaltung. — Station: Riga und Haltestelle Kriegshospital.

Bestand Anf.	1874:	75	(34 M. 41 Fr.)
Verpflegt . . .	1873:	121	(57 M. 64 Fr.)
Aufgenommen .	„	61	(26 M. 35 Fr.)
Entlassen. . . .	„	39	(17 M. 22 Fr.)
Es starben. . .	„	7	(6 M. 1 Fr.)

Ausgaben: 37,363 Rbl. (nicht gerechnet die Kosten eines Neubaus und die dem Director zukommende Tantième von den Zahlungen der Pensionäre). — Zahl der Verpflegungstage der Kranken 24,419, der Angestellten 15,993. Die Beköstigung einer Person kostet durchschnittlich täglich 34½ Cop.

Angestellt: ä. Dir., Hilfsarzt, Verwalter, Gehilfe des Verwalters für Kanzleigeschäfte, Oberwärter, 2 Oberwärterinnen (die eine zugleich Wäscheverwalterin), Wirthin für 2. Frühstück und Mittagessen, 1 Cafe- und Theewirthin, 5 Abth.-Wärter, 6 Hilfswärter, Badewärter, 5 Abtheilungs-Wärterinnen, 5 Hilfswärterinnen, Badewärterin, Nachtwächter und Briefbote, Gärtner, 2 Hausknechte, Viehpfleger, Pferdeknecht, Tischler, Wäscherin, 2 Waschmägde, Köchin, 3 Küchenmädchen; insges. 46.

Pensionsberechtigung steht in Aussicht. — Eine Volontärarztstelle ist im Etat und jährlich 200 Rbl. S. bei freier Station 1. Kl. —

Besteht seit 1862. — Die Anstalt ist gegründet von Dr. G. Brutzer als Privatanstalt zunächst nur für 16 m. Kranke. 1864 wurde die Frauenabtheilung gebaut und die Männerabtheilung erweitert, daher Raum für 60 Kranke. Zu diesen Bauten gab die Stadt Riga ein unkündbares Dahrlehn von 23,000 Rbl. S. unter der Bedingung her, dass für die Zinsen dieses Kapitals zur Zeit 6 städtische, von dem Armendirectorium der Anstalt zuzuweisende Kranke verpflegt und behandelt werden sollten.

1872 kaufte die Stadt Riga die Anstalt, machte sie zu einer communalen und übernahm die Verwaltung am 1. Dec. 1872, um die heilbaren Kranken zu behandeln, während die Unheilbaren auf Kosten der Stadt in die Staatsanstalt zu Alexanderhöhe untergebracht werden sollen. Durch einen 1873 unternommenen Neubau ist die Zahl der Betten auf 88 (48 M. u. 40 Fr.) gestiegen. — Veröffentlicht: Dr. Klöpfel, Erster med. statist. Bericht üb. d. Irrenheil- und Pflegeanstalt Riga-Rothenburg von 1862—72. Riga, Brutzer u. C. 1872. — Seit Besitz der Stadt jährlich Berichte im „Rechenschaftsbericht des Rigaischen Armendirectorii".

Rügenwalde (Provinz Pommern).

Provinzial-Irren-Heil- und Pflege-Anstalt für Altpommern. d. h. Reg.-Bez. Stettin und Cöslin.

Arzt: Director Dr. Seiffert. —

Behörde: Director für das Landarmenwesen in Altpommern, jetzt Dr. von Heyden-Linden. — Station Carwitz.

Bestand Anf.	1874:	124 (83 M. 41 Fr.)
Verpflegt . . .	1873:	131 (84 M. 47 Fr.)
Aufgenommen.	„	7 (1 M. 6 Fr.)
Entlassen . . .	„	—
Gestorben . . .	„	7 (1 M. 6 Fr.).

Ausgabe 1873 = 17,615 Thlr. —

Verpflegungstage = 45,055. Verpflegungskosten 4089 Thlr.

Angestellt: Director, Inspector, Rendant, Secretair, Geistlicher, Oberwärter, 10 Wärter, 5 Wärterinnen, Portier, Nachtwächter, Bote, Ackerknecht, Köchin, Wäscherin, 3 Hausmädchen; insges. 30. Pensionsberechtigt nur der Director, Inspector und Oberwärter.

Eröffnet am 1. April 1841. Bestimmt für 60 Kranke, 1859 erweitert für 120 und 1869 durch Erbauung eines besonderen Lazarethes für körperl. erkrankte Irre für 124 Kranke.

Saargemünd (Lothringen).

Irren-Heil- und Pflegeanstalt für Lothringen wird nach dem vom Med. Rath Dr. Vix entworfenen Bauprogramme hier für 500 Kranke in Pavillon-Form auf dem sogen. Barth'schen Landgute bei Saargemünd, einer Anhöhe unweit des Ufers der Saar, mit einem Areal von 40—44 Hectaren (ca. 160 süddeutschen Morgen) aufgeführt. Von den Kranken werden 100 für nicht geschlossene Räume berechnet. Für landwirthschaftliche Beschäftigung werden besondere Gebäude in der Nähe der Anstalt aufgeführt und durch eine Eisenbahn mit letzterer verbunden. Baukosten sind 2000 Thlr. pro Kopf berechnet mit Einrichtung und Terrainkosten. Für Pensionäre der mittleren und Einzelne aus den höheren Klassen wird Sorge getragen. Die Zuziehung religiöser Orden zur Krankenpflege ist nicht für zweckmässig erachtet. An Einzelzimmern soll nicht gespart werden. Die Abtheilung für Unruhige werden nach dem horizontalen, die für Ruhige nach dem vertikalen Systeme erbaut. Auf jeder Seite wird in Einem der Gärten eine Baracke als Reserve-Abtheilung errichtet. In minimo sind 500 Cubikfuss in Wohnräumen, 2000 in Isolirzimmern, 1500 im Lazareth, 800 in Schlafräumen pro Kopf vorgesehen. Keine besondere Zellenabtheilung, statt dessen eine grössere Zahl von Isolirzimmern an passenden Stellen. Als Closets: theils Spülsystem nach engl. Muster mit Berieselung, theils d'Arcet'sche Latrinen. Dampfwasserheizung, an ferneren Punkten Kachelöfen. Wasser 6 Cubikfuss pro Kopf und Tag. Besondere Kapelle, Festsäle, Haustelegraph, Gasbeleuchtung, Werkstätten in den Souterrains.

Sachsenberg (Grossh. Mecklenburg-Schwerin).

Heil- und Pflegeanstalt bei Schwerin, Staatsanstalt, selbständig, für das Grossh. Mecklenburg-Schwerin.

Director u. dirig. Arzt Medicinalrath Dr. Tigges, 1. Hilfsarzt Dr. Claus, 2. Hilfsarzt Dr. Wendt.

Behörde: Curatorium der Heilanstalt Sachsenberg, besondere Abtheilung des Minist. der Justiz, geistl. und Med.-Angelegenheiten. — Station Schwerin, ½ St. entfernt.

Bestand Anf.	1874:	246	(140 M. 106 Fr.)
Verpflegt . . .	1873:	328	(188 M. 140 Fr.)
Aufgenommen .	„	111	(66 M. 45 Fr.)
Entlassen . . .	„	82	(48 M. 34 Fr.)
Gestorben . . .	„	19	(16 M. 3 Fr.).

Ausgaben: 45,200 Thlr. (Administration 21,038, Verpflegung 27,897 Thlr.) bei 95,187 Verpflegungstagen der Kranken und 17,260 der Angestellten.

Angestellt: 3 Aerzte, Geistlicher (nicht in der Anstalt wohnend), Hausverwalter, Cassier, Lehrer, Aufseher, Aufseherin, 2 Bureauschreiber (nicht in der Anstalt wohnend), Organist (ebenso), Thorwärter (zugleich Tischler und Kirchendiener), Maschinist, Oberköchin, Oberwäscherin, Gärtner, 18 Krankenwärter, 18 Krankenwärterinnen, Nachtwächter (nicht in der Anstalt wohnend), Postbote (desgl.), Hausknecht, Waschknecht, Lampenwärter, Portier, Hausmädchen, 4 Küchenmädchen, 3 Waschmädchen, Kuhknecht; insges. 69.

Pensionsberechtigt: dirig. Arzt, Hausverwalter, Cassier, Lehrer, Wärter.

Seit 1830. „Flemming, die Heilanstalt Sachsenberg, Schwerin 1852“, „Nasse, Statist. Mittheilungen über die Grossh. Irrenanstalten von 1856—61 in Beiträgen zur Statistik Mecklenburgs 1864“. „Loewenhardt, die Zählung der Geisteskranken im Grossh. Mecklenburg-Schwerin im Jahre 1865. Allg. Ztsch. f. Psych. 1866“. „Loewenhardt, die Statistik der Selbstmorde in der Heilanstalt Sachsenberg. Allg. Ztsch. f. Psych. 1867“.

Salzburg (Kronland Salzburg).

Salzburgische Landesirrenanstalt, öffentliche, selbständige Heil- und Pflegeanstalt für das Herzogthum Salzburg.

Dirig. Arzt Prof. Dr. Zillner.

Behörde: Landtag und Landesausschuss.

Bestand 1. Jan.	1874:	46 (19 M. 27 Fr.)
Verpflegt	1873:	70 (30 M. 40 Fr.)
Aufgenommen . .	„	25 (14 M. 11 Fr.)
Entlassen	„	23 (10 M. 13 Fr.)
Gestorben	„	1 (1 M. — Fr.).

Bei 16,938 Verpflegungstagen der Kranken Verpflegungskosten 10,228 Fl. In der Anstalt selbst ist kein Beamter angestellt. Die Rechnungsführung, Correspondenz u. s. w. besorgt die Verwaltung der Salzburgischen Landesanstalten, den inneren Betrieb dagegen 5—6 barmherzige Schwestern mit 2 Wärtern und 2—3 Mägden.

Pensionsberechtigt ist nur der Arzt. Die Anstalt wird von graduirten Aerzten besucht, welche zum Physikats-Examen den 3 monatl. Besuch einer öffentl. Irrenanstalt nachweisen müssen.

Gestiftet 1782 vom Erzbischofe Hieron. Graf Colleredo.

Bevölkerung des Herzogth. S. im J.	1869	=	151,410
Irrenzählung von	1867	=	265
Idiotenzählung -	1857	=	1177
- -	1867	=	918.

Sattig (Rheinprovinz).

Privat-Irren-Heil- und Krankenpflegeanstalt der barmherzigen Brüder in Sattig bei Andernach. — Station Andernach.

Vorsteher Rüssel, Arzt Dr. Brunswicker, Stabsarzt a. D.

Bestand Anf.	1874:	19 M.
Verpflegt . . .	1873:	24 M.
Aufgenommen	„	6 M.
Entlassen . . .	„	2 M.
Gestorben . .	„	3 M.

Besteht seit 1869.

Sayn (Rheinprovinz).

1. Villa Sayn, ein zweistöckiger massiver Bau mit einem fast ebenso grossen Nebengebäude für zuverlässige Kranke, da ohne Versicherungen der Fenster und Thüren. Besitzer und Director Dr. Brosius. Es können hier nur wenige Kranken mit höheren Pensionssätzen ärztlich behandelt werden.

2. Heil- und Pflegeanstalt für israelitische Nerven- und Gemüthskranke in Sayn bei Coblenz.

Besitzer M. Jacoby.

Bestand Anf.	1874:	11	(6 M. 5 Fr.)
Aufgenommen	1873:	15	(8 M. 7 Fr.)
Entlassen . . .	„	3	(2 M. 1 Fr.)
Gestorben . . .	„	1	(— M. 1 Fr.).

Besteht seit 1870.

Schaffhausen (Canton Schaffhausen).

Heil- und Pflegeanstalt, Theil des städtischen Krankenhauses. Neubau beschlossen seit 1845.

Scheibe (Schlesien).

Stift der barmherzigen Brüder, Privat-Irren-Heil- und Pflegeanstalt combinirt mit einem davon baulich getrennten allgemeinen Krankenhause, neu gebaut, enthält c. 70 Kranke, liegt in der Nähe von Glatz. — Arzt Dr. Eicke.

Scheuern (Prov. Nassau).

Privat- Heil- und Pflegeanstalt für Blödsinnige (zunächst Kinder). Selbständige Anstalt, die die Rechte einer juristischen Person hat, für Provinz Hessen-Nassau. Vorsteher Dr. med. Horny, Med. Rath a. D. Hausarzt Dr. Lehr, letzterer in Nassau wohnhaft.

Oberaufsicht: Königl. Reg. zu Wiesbaden, betreffs der Schule die Schulinspection zu Nassau. — Station Nassau, 10 Min. entfernt.

Bestand Anfang 1874: 33 (19 Knaben, 14 Mädchen).
Verpflegt . . . . . 1873: 29.

Aufgenommen . . 1873: 9.
Aufgenommen . . 1874: 13.
Entlassen . . . . . 1873: 5.
Gestorben. . . . . 1873: 0.
Bestand Sept.: . . 1874: 46.

Ausgaben: 4000 Thlr. (Verpflegungskosten 2850 Thlr. Administrations-Kosten 1150).

Angestellt: 1 Vorsteher, 1 Arzt, 1 Lehrgehilfe, 1 Lehrgehilfin, 2 Pflegerinnen, 3 Mädchen, 1 Knecht und die Hauseltern, zusammen 12 Personen. Ohne Pensionsberechtigung.

Bestand seit 1870. Jährlich ein Bericht. Die Anstalt war früher Erziehungsanstalt (Rettungsanstalt) für gesunde Kinder resp. Waisen und wurde 1870 in eine Idiotenanstalt umgewandelt.

In der Provinz sind c. 2000 Blödsinnige.

Die Anstalt besteht aus der freien Liebesthätigkeit wohlwollender Menschen. Die Pension für die Kinder bringt c. 2000 Thlr. pr. a., wozu ein Zuschuss von 2—3000 Thlr. nöthig ist. Der Staat zahlt bis jetzt nichts. Der Communal-Landtag der Provinz 400 Thlr. Von 50 Meldungen im 1. Semester 1874 konnten wegen Mangel an Raum nur 13 berücksichtigt werden.

Die Anstalt, ein ehemaliges Schlösschen, liegt am Fusse des Burgberges (Burg Nassau) in Scheuern, einem kleinen Dorfe im Lahnthal, hat 15 Morgen Land. Der Mühlbach fliesst vorbei. Pension 50—130 Thlr., im Sommer Bad im Freien, im Winter in der Anstalt. Täglich frisches Fleisch, Morgens Caffée, Abends Milchsuppe. 10 Kinder bilden die Pflegeabtheilung (Bildungsunfähige), 16 die „Vorschule“ (Unterrichtsversuche), 24 die „Schule“.

Schleswig (Prov. Schleswig-Holstein).

1. Irrenanstalt bei Schleswig, öffentliche Heil- und Pflegeanstalt für die Provinz Schleswig-Holstein.

Aerzte: Director Medicinalrath Dr. Rüppell, 2. Arzt Dr. Henningsen, 3. Arzt Dr. Hansen, 4. Arzt Dr. Adler.

Behörde: Kgl. Regierung zu Schleswig. — Station Schleswig.

Bestand Anf.	1874:	725	(393 M. 332 Fr.)
Verpflegt....	1873:	927	(495 M. 432 Fr.)
Aufgenommen.	„	174	(89 M. 85 Fr.)
Entlassen...	„	143	(68 M. 75 Fr.)
Gestorben...	„	59	(34 M. 25 Fr.).

Ausgaben: 113,944 Thlr. (der Administration 31,104 Thlr., der Verpflegung 82,839 Thlr.).

Angestellt: 4 Aerzte, Prediger, Secretair, Cassirer, Revisor, Rechnungsführer, Oeconom, Comtoirgehilfe, technischer Consulent, Oberaufseher, Gehilfe desselben, Chirurg u. Barbier, Gärtner, 2 Oberaufseherinnen, 2 Gehülfinnen, Weisszeugbeschliesserin, Gehilfin, Haushälterin, Gehilfin, Oberwäscherin, 47 Wärter, 39 Wärterinnen, 2 Maschinenwärter, 2 Maurer, Tischler, Hausknecht, Kutscher, 2 Bauknechte, Kuhknecht, 12 Küchenmädchen, 3 Waschmädchen, Schneiderin, 2 Nähmädchen, Nachtwächter; insges. 140.

Pensionsberechtigt die Beamten und das der 1. Klasse angehörige Wart- und Dienstpersonal.

Volontärärzte werden aufgenommen, erhalten freie Station und finden bei Besetzung der Physicaten eine vorzugsweise Berücksichtigung.

Seit 1820. „Summarischer Bericht über die Irrenanstalt bei Schleswig den Zeitraum von 1820 bis 1870 umfassend“ von Sänitätsrath Dr. Rüppell. Mit 14 lith. Tafeln. Hamburg, Händke 1872.

Die Unmöglichkeit, 2 Anstalten für die Provinz zu erreichen und die berechtigte Forderung, die unbemittelten und die der Fürsorge der Provinz anheimfallenden Irren baldthunlichst in eine öffentliche Anstalt untergebracht zu sehen, führte zu der Vergrösserung der Anstalt, zu welcher wie zur Vergrösserung der Ländereien nur allein die erforderlichen Mittel bewilligt wurden. Die zweckentsprechenden baulichen Dispositionen haben die Nachtheile der grossen Anstalten soweit thunlich zu vermeiden gesucht. Zur Vermeidung der Ueberfüllung der öffentlichen Anstalt sind mehrere Privatpflegeanstalten ins Leben gerufen:

2. Von A. Berendsen bei Schleswig, selbständig zur Pflege männlicher Geisteskranken. Verantwortlicher Hausarzt: Dr. Hansen, Arzt a. d. öff. Anstalt. Anzahl der Kranken Anf. 1874: 24. — Besteht seit 1. Juni 1866.

3. Von Fr. Beeck in Schleswig, selbständig zur Pflege ruhiger, weiblicher Kranken. Verantw. Hausarzt: Dr. Henningsen, Arzt a. d. öff. Anstalt. Zahl der Kranken Anf. 1874: 6 Frauen. — Besteht seit 1. Juni 1873.

4. Von H. Löschenkohl zu Klappschau bei Schleswig, selbständig zur Pflege weiblicher Geisteskranken. - Verantwortlicher Hausarzt: Dr. Hansen, Arzt an d. öff. Anstalt. — Zahl der Kranken Anf. 1874: 23. Besteht seit 1. Juni 1866.

5. Von H. Voss bei Schleswig zur Pflege ruhiger, weiblicher Kranken. — Verantwortlicher Hausarzt: Dr. Adler, Arzt an d. öff. Anstalt. — Zahl der Kranken Anf. 1874: 19 weibliche Kranke. — Besteht seit d. J. 1858.

6. Klink'sche Privat-, Heil- und Pflegeanstalt, selbständig dirigirender Arzt: Dr. med. Witt.

Behörde: Physicat und Polizeiamt. — Station Schleswig.

Bestand Anf.	1874:	8 (2 M. 6 Fr.)
Verpflegt . . .	1873:	10
Aufgenommen .	„	4
Entlassen . . .	„	2
Gestorben . . .	„	1.

Angestellt: 1 Arzt, 1 Wärter, 1 Hausknecht, 3 Wärterinnen, 1 Köchin.

Besteht seit 1855, wo die Anstalt von dem aus politischen Gründen von den Dänen abgesetzten Physikus Justizrath Dr. Klink gegründet. Seit 1860 Dr. Witt Assistenzart, seit 1863 dieser nach dem Tode des Dr. Klink dirigirender Arzt, seit August d. J. Besitzer.

7. Stender'sche Anstalt. Privat-Anst. für blöd- u. schwachsinnige Kinder, zunächst aus dem Herzogthum Schleswig mit 500,000 Seelen, selbständig unter Staatsaufsicht und mit Staats-Subvention. Vorsteher: Dr. L. Stender, Arzt Dr. med. F. Sager. Behörde: Physicat, Medicinalinspectant und Königl. Reg. — Station Schleswig.

Bestand Anfang 1874: 59 (41 Knaben und 18 Mädchen).
Verpflegt 1873: 67
Aufgenommen . . „ 12
Entlassen . . . . . „ 3
Gestorben . . . . „ 5.

Personal: Vorsteher, Arzt, 1 fest angestellter Lehrer und Lehrerin, 1 Stundenlehrer, 1 Lehrer für Handarbeit, 1 Haushälterin, 3 Wärterinnen, 1 Hausmädchen, 1 Unterköchin, 1 Hausknecht. Besteht seit dem 1. Oct. 1852, gegründet von Dr. med. Hansen. Die Anstalt konnte aus eignen Mitteln nicht bestehen, obgleich sie zunahm und er sein Vermögen dabei zusetzte. Die Sonderburger Commune gab ein Gewese dazu her, richtete es baulich ein und überliess es unaufkündbar für einen jährlichen Miethzins von 375 Thlr. Dr. Hansen starb und Dr. Stender übernahm die Anstalt, die auf Befehl der Regierung nach Sonderburg übersiedelte. Aber die Kriege bedrohten die Anstalt und der Vorsteher beschloss die Rechte in Sonderburg gegen einmalige Entschädigung aufzugeben und eine eigne Anstalt in Schleswig zu bauen. Der Magistrat bewilligte ein Darlehn zu moderatem Zinsfuss. Das Gewese kostete 16,000 Thlr. incl. Neubau und liegt schön und gesund an der Flensburg-Schleswiger Landstrasse, in nächster Nähe des Thiergartens. Die Staatskasse giebt einen jährlichen Zuschuss von 1000 Thlr. Berichte werden alle 2 Jahre veröffentlicht.

Schmiedeberg (Prov. Schlesien).

Privat-Irren-Heil- und Pflegeanstalt, selbständig.
Besitzer und dirigirender Arzt: Dr. Al. Kiersch.
Behörde: Regierung. — Station Hirschberg.

Bestand . . . Anf. 1874: 29 (16 M. 13 Fr.)
Verpflegt 1873: 50

Aufgenommen . . .	1873:	23
Entlassen	„	17
Gestorben	„	5.

Angestellt: Director, Directrice, Wirthschafterin, 2 Haus-Fräuleins, 2 Aufseher, 2 Aufseherinnen, Köchin, Schliesserin, 2 Waschfrauen.

Besteht seit 1846. Alljährlich Berichte an die Kgl. Regierung.

Schöneberg (bei Berlin).

Maison de santé des San. R. Dr. Levinstein, Privatheilanstalt mit 3 Abth.: 1) für körperlich Kranke, 2) für Nervenkranke, 3) für Geisteskranke.

Bestand der Irren Anf. 1873: 177 (91 M. 86 Fr.), darunter Arme 145 (75 M. 70 Fr.), Pensionäre 32 (16 M. 16 Fr.)*).

Besteht seit 1866.

Schreiberhau (Prov. Schlesien).

Rettungshaus, private Pflegeanstalt für blödsinnige Kinder, Abtheilung des Rettungshauses.

Inspector Fr. Gerhardt.

Behörde: Directorium unter Vorsteher Pastor Vetter in Jenkau. — Station Hirschberg und Reibnitz.

Bestand Anfang	1874:	15	(9 Knaben	6 Mädchen)
Verpflegt	1873:	22	(12 Knaben	10 Mädchen)
Aufgenommen . .	„	3	(— —	3 Mädchen)
Entlassen	„	5	(2 Knaben	3 Mädchen)
Gestorben	„	2	(1 Knabe	1 Mädchen).

Besondere Rechnung wird für die Abtheilung nicht geführt.

Angestellt: Vorsteher mit Gattin, 2 Pfleger, 1 Pflegerin, 1 Lehrer; insges. 6.

Seit 1835 besteht das Rettungshaus, 1845 wurde das erste blödsinnige Kind aufgenommen. Alle Jahre erscheint ein Gesammtbericht über die Anstalten.

---

*) Rigler, med. Berlin 1873 pag. 316.

Schüssenried (Königreich Würtemberg).

Oeffentliche Irren-Heil- und Pflegeanstalt für das Königreich Würtemberg, wozu ein Cisterzienkloster, im Casernenstyl gebaut, mit breiten hellen 15′ hohen Corridoren und einem Aufwand von 358,000 Gulden neu eingerichtet, zwischen Ulm und Friedrichshafen.

Director Dr. Ast. Eröffnet 1875.

Schweizerhof (bei Berlin).

Privat-Asyl zur Heilung Nerven- und Gemüthskranker weiblichen Geschlechts, selbständig.

Director Geh. Sanitätsrath Dr. H. Laehr, 2. Arzt Dr. Schroeter.

Behörde: Kgl. Reg. in Potsdam. — Station Zehlendorf, 6 Min. entfernt.

Bestand Anf.	1874:	82 Fr.
Verpflegt . . .	1873:	122 Fr.
Aufgenommen	1873:	38 Fr.
Entlassen . . .	„	40 Fr.
Gestorben . . .	„	5 Fr.

Ausgaben: (ohne Neubauten) 58,023 Thlr., der Administration 23,866, (darunter Gehälter und Löhne 9,992, Zinsen 10,000), der Verpfleg. 34,157 Thlr., (darunter Apotheke 812, Beleuchtung 947, Garten 2,318, Heizung 4,376, Landwirthschaft 2,096, Polsterwaaren 1,129, Speisung und Wäsche 19,603,) bei 31,035 Verpflegungstagen der Kranken und 26,280 der Angestellten.

Angestellt: 2 Aerzte, Vorsteherin, Geistlicher, Secretair, Hauschirurg, 9 Oberinnen, 31 Pflegerinnen, 5 Hausmädchen auf den Krankenabtheilungen, Obergärtner, Gärtner, Gärtnerbursche, Anstaltstischler, Anstaltsschlosser, Maschinenmeister, 3 Heizer, Hausdiener, Kutscher, Nachtwächter, Kochmamsell mit 3 Küchenmädchen, Waschmamsell mit 3 Waschmädchen, 2 Hausmädchen, Knecht, Viehmagd; insges. 75. Ausserdem ca. 20 Tagelöhner dienen für Garten, Land und Haus, welche ausserhalb wohnen.

Pensionsberechtigt das Pflege- und Dienstpersonal, das

nach 15 Jahren seinen ursprünglichen Gehalt oder Lohn als Pension erhält, oder letztere bei weiterem Dienen fortempfängt.

Seit 1853 als Neubau eröffnet hat sich die Anstalt im Laufe der Jahre erweitert und entwickelt. In den ersten 2 Jahren auch von männlichen Kranken benutzt ist sie seitdem nur für weibliche bestimmt und dadurch eine Vervollkommnung des Pflegepersonals und eine freiere Bewegung der Kranken erreicht.

In der Centralanstalt, sich anlehnend an das Verwaltungs- und Beamtenhaus sind 6 Abtheilungen für die verschiedensten Krankheitsformen eingerichtet. Ausserdem sind auf den 360 Morgen grossen mit Parkanlagen versehenem Terrain 8 Pavillons (genannt Damerow, Flemming, Roller, Jacobi, Reil, Horn, Ideler, Jessen), jeder mit allen technischen Einrichtungen eines selbständigen Krankenhauses versehen. 2 davon werden Anf. 1875 eröffnet. Von diesen Villen nehmen 2 diejenigen Kranken auf, welche am meisten störend für andere sind (für je 3 und 4 Kranke bestimmt), während 6 ohne Versicherungseinrichtung denjenigen Kranken dienen, welchen ein freierer Verkehr zulässig ist. Dazu rechnet sich c. die Hälfte der Kranken überhaupt. Jede Abtheilung hat ihre besondere gebildete Oberin als Mittelpunkt derselben, jede ihre Pflegerinnen, Hilfspflegerinnen und ausserdem in den ruhigen ihre Hausmädchen. Die Gesammtzahl der heizbaren Zimmer beträgt 195. Einzelne Kranke werden in Familien des benachbarten Dorfes behandelt.

Ueber die Anstalt ist Nichts veröffentlicht.

Schwerin (Grossh. Mecklenburg-Schwerin).

Staatsanstalt für geisteschwache Kinder bei Schwerin, zum Zwecke ihres Unterrichtes, der Erziehung und Pflege. Aufnahmefähig sind Kinder im Alter von 5—12 Jahren, deren Zustand Hoffnung auf Besserung gewährt. Sie ist selbständig und für Mecklenburg-Schwerin bestimmt.

Vorsteher und erster Lehrer ist der Inspector J. Basedow.

Die ärztliche Behandlung wird durch die Aerzte der nahe liegenden Heilanstalt Sachsenberg ausgeübt.

Behörde: Unter Grossh. Minister.-Abth. für Medicinalangelegenheiten wird die Anstalt durch ein Curatorium beaufsichtigt, bestehend aus dem Ministerialrath Massmann, dem Schulrath Lorenz in Schwerin und dem Medicinalrath Dr. Tigges in Sachsenberg. — Station Schwerin.

Die Anzahl der aufzunehmenden Kinder war bis Mich. 1874 durch die Räume auf 12 bildungsfähige Knaben beschränkt, alle Plätze waren von Anfang an stets besetzt, Gesuche zahlreich. 1872 sind 2 Knaben confirmirt und entlassen, dafür 2 aufgenommen. In diesem Jahre wurden 3 Knaben confirmirt und entlassen und 3 wieder aufgenommen. Ohne Sterbefälle.

Bestand Anfang	1874:	12	Knaben.
Verpflegt	1873:	14	-
Entlassen	„	2	-
Aufgenommen . .	„	2	-

Ausgaben: 3951 Thlr. incl. der Hausmiethe von 450 Thlr. (Admin. 2369, Verpflegung 1582). — Verpflegungstage der Kinder 4380, der Angestellten 2920.

Angestellt: Inspector, Lehrer, Wärter, Wärterin, Wirthschafterin, Hausmädchen; insgesammt 6.

Pensionsberechtigt sind der Inspector u. der 2. Lehrer.

Seit Johanni 1867 auf Befehl des Grossherzogs eröffnet, zunächst in einem zu diesem Zwecke gemiethеten Hause. Mit dem gleichzeitig projectirten Neubau wurde Herbst 1872 begonnen. Das sehr schöne und geräumige neue Gebäude, in gothischem Stil gehalten, mit Wasserleitung und Ventilation nach der Scharratschen Methode, ist im Laufe dieses Sommers fertig gestellt und zu Anfang Oct. bezogen worden. Es werden von jetzt ab bis Neujahr 1876 ausser 12 Knaben noch 12 geistesschwache bildungsfähige Mädchen aufgenommen werden. Von Neujahr 1876 sollen 16 Knaben und 16 Mädchen Aufnahme finden, da genügend Platz dazu da ist. Die Anstalt wird durch Verpflegungsgelder und etatsmässige Zuschüsse aus Landesmitteln erhalten. Gesuche um Aufnahmen sind an das Curatorium zu richten. Pflegegelder 80 und 30 Thlr.

Von Michaeli dieses Jahres besteht ein Pensionat auch für Ausländer, die dann ein eigenes Zimmer erhalten und pr. a. 300 Thlr. zahlen. Von da ab angestellt: Inspector, 2 Lehrer, Lehrerin, 2 Wärter, 2 Wärterinnen, Wirthschafterin, Küchenmädchen, Hausmädchen.

Jährlich Bericht an das Curatorium.

Schwetz (Provinz Westpreussen).

Provinzial-Irren-Heil- und Pflegeanstalt für Provinz Westpreussen, selbständig.

Director und 1. Arzt seit 1. Sept. vacat, vertreten durch den 2. Arzt Dr. von Ludwiger, Assistent Dr. Falcke.

Behörde: Westpreussische Landarmendirection zu Graudenz. — Station Terespol an der Ostbahn.

Bestand Anf.	1874:	334	(165 M.	169 Fr.)
Verpflegt . . .	1873:	441	(225 M.	216 Fr.)
Aufgenommen	„	114	(64 M.	50 Fr.)
Entlassen . . .	„	54	(28 M.	26 Fr.)
Gestorben . . .	„	53	(32 M.	21 Fr.).

Ausgaben: 53,530 Thlr. — Verpflegungstage der Kranken 123,395.

Angestellt: 3 Aerzte, Prediger, Inspector, Controlleur, Oeconom, Oberwärter, Heildiener, Lehrer und Organist, Gärtner, Maschinist, Tischler, 2 Portiers, Oberwäscherin, 2 Oberwärterinnen, Oberköchin, 20 Wärter, 20 Wärterinnen, 4 Hausknechte, 6 Waschmädchen und 4 Küchenmädchen; insges. 73.

Pensionsberechtigung der Beamten.

Besteht seit 1855. Berichte erstattet für jeden Prov. Landtag (abgedr. in deren Verhandlungen) und ein jährlicher für die Landarmendirection.

Siegburg (Rheinprovinz).

Provinzial-Irren-Heilanstalt für die Rheinprovinz.

Aerzte: Geh. Medicinalrath Dr. Nasse, Director; Dr. Ripping, 2. Arzt; Dr. Jehn, Assistenzarzt.

Behörde: Provinzial-Verwaltungsrath in Düsseldorf. — Station Siegburg (rechtsrheinischen Eisenbahn).

Bestand Anf.	1874:	274 (126 M. 148 Fr.)
Verpflegt. . . .	1873:	652 (307 M. 345 Fr.)
Aufgenommen .	„	394
Entlassen . . .	„	349
Gestorben . . .	„	29.

Ausgabe-Etat pro 1873: 56,350 Thlr. Verpflegungstage der Kranken 100,741, der Angestellten 22,750. — Administrations-Kosten 27,230 Thlr., Verpflegungs-Kosten 41,994 Thlr.

Angestellt: Director, 2. Arzt, Verwalter, Rendant, Assistenzarzt, Apotheker, Oberwärter, Vice-Oberwärter, Oberwärterin, 18 Wärter, 16 Wärterinnen, Lehrer und Organist, 2 Bureau-Gehilfen, Maschinist, 2 Heizer, Gärtner, Schreiner, Barbier und Küster, Postbote, Nachtwächter, 2 Pförtner, 6 verschiedene Knechte, 7 verschiedene Mägde, Wäscherin, Köchin; insges. 71.

Pensionsberechtigt sind: Director, 2. Arzt, Verwalter, Rendant, Oberwärter, Vice-Oberwärter, Lehrer u. Organist und die Oberwärterin.

Es werden auf Kosten des Staates 2 ausserordentliche Assistenzärzte angenommen, die sich in der Psychiatrie ausbilden. Zu demselben Zweck halten sich zeitweise ältere Clinisten von Bonn in den Ferien auf $1\frac{1}{2}$—2 Monate in der Anstalt auf.

Eröffnet ist sie am 2. Januar 1825.

Berichte erscheinen in der Regel alle 2—3 Jahre, je nach den Perioden, in denen der Provinzial-Landtag berufen wird. Beschrieben ist die Anstalt von M. Jacobi: „Ueber die Anlegung und Einrichtung von Irren-Heil-Anstalten.“ Berlin, 1834.

Sigmaringen (Prov. Sigmaringen-Hechingen).

Fürst Carl's Landesspital. Enthält eine Abtheilung als Communal-Irren-Heil- u. Pflegeanstalt für die Hohenzollern'schen Lande (der Regierungsbezirk Sigmaringen) mit 65,560 Einw.

Dirig. Arzt Dr. v. Massenbach, Reg.- und Med.-Rath. Besoldeter Stellvertreter Dr. Hafner.

Behörde: Communal-Landtag für die Hohenz. Lande vom 1. Jan. 1875 ab; resp. eine Verwaltungs-Commission, bestehend aus dem Vorsitzenden des Landtages, dem Reg. Med.-Rath, einem Beamten des Fürsten von Hohenzollern und 3 Landtagen gewählte Personen. — Station Sigmaringen.

Bestand Anf.	1873:	53 (26 M. 27 Fr.)
Aufgenommen.	„	23 (11 M. 12 Fr.)
Verpflegt....	„	76 (37 M. 39 Fr.)
Entlassen ...	„	15
Gestorben ...	„	9
Bestand Anf.	1874:	52.

Die 76 Kranke wurden verpflegt an 19,300 Tagen.

Das Spital hatte in allen seinen 3 Abtheilungen (Irren-Abth., Pfründner-Abth., Kranken-Abth.) 1873 im Durchschnitt 103 Betten täglich besetzt. Diese verschiedenen Abtheilungen sind überhaupt nicht scharf getrennt, obgleich ein besonderes Irrenhaus und ein besonderes Tobhaus da sind.

Personal: Geistlicher, Rechner, 10 barmh. Schwestern, 2 Irrenwärter, 1 Krankenwärter, Gärtner, Bäcker, 3 Oeconomieknechte, 8 Mägde, 2 Kochjungfern; insges. 30.

Die Anstalt hat 20 Morgen Wiesen, 20 Aecker, 14 Kühe etc.

Pensionsberechtigung ist nicht da, nur einige Wärter haben den Contract als Pfründer bei Arbeitsunfähigkeit im Spital zu bleiben.

Besteht seit 1847.

In den Jahren 1847 bis 1872 sind $^9/_{10}$ aller in Hohenzollern befindlichen Geisteskranken in das Spital aufgenommen.

Sitten (Canton Wallis).

Allgemeines Krankenhaus zu Sitten im Rhonethal, von 8 barmherzigen Schwestern bedient, hat 2 Abtheilungen für Blödsinnige und Cretinen, deren Zahl auf 40 angegeben wird. Alterthümliches Kloster.

Sonnenstein (Königreich Sachsen).

Königl. Sächsische Irren - Heil- und Pflege - Anstalt bei Pirna für das gesammte Königreich Sachsen, das ausserdem noch 2 grössere Landes-Irren-Anstalten besitzt.

Aerzte: 1. Geh. Med. - Rath Dr. Herrm. Lessing, Director und dirig. Arzt; 2. Dr. Guido Weber, 2. Arzt; 3. Dr. Louis Herm. Langwagen, 3. Arzt; 4. Dr. P. B. Felgner, 1. Hilfsarzt; 5. pract. Arzt T. E. Müller, 2. Hilfsarzt.

Behörde: Königl. Ministerium des Innern. — Station Pirna.

Bestand Anf.	1874:	384	(198 M. 186 W.)
Verpflegt . . .	1873:	632	(326 M. 306 W.)
Aufgenommen .	„	246	(133 M. 113 W.)
Entlassen . . .	„	184	(93 M. 91 W.)
Gestorben . . .	„	64	(35 M. 29 W.).

Verpflegungstage a. der Kranken 136,347, b. des Personals 20,667. — Administrationskosten 28,500 Thlr. (10,650 Thlr. für Neu- und Reparaturbauten), Verpflegung 37,700 Thlr., Summa 66,200 Thlr.

Angestellt: 5 Aerzte, Rendant, Wirthschafts-Inspector, Inventarverwalter, Büreau-Secretair, Lehrer, Oberin, Registrator, Expedient, 2 Hausväter, Gartenaufseher, Hausaufseher, 3 Aufseherinnen, Waschvorgesetzte, 2 Thorwärter, Nachtwächter, Dampfkesselwärter, Oberwärter, 32 Krankenwärter, 28 Krankenwärterinnen; insges. 88.

Seelsorge: 2 protestant. Diakonen und kath. Stadtpfarrer von Pirna.

Pensionsberechtigt sind die Obengenannten, doch besitzen die Personen von den Thorwärtern ab keine Staatsdiener-Eigenschaft, sind aber nach einer besonderen Pensionskasse unterstützungsfähig.

Volontärärzte erhalten namhafte Stipendien, doch ohne Wohnung und Beköstigung.

Seit 1811. S. war früher Festung, von 1758 bis 1811 Wohnort für pens. Officiere und deren Familien.

Statistische Berichte werden alljährlich an die Staatsbehörde erstattet. Ueber die Anstalt existirt ein Werk unter dem Titel: „Beschreibung d. Kgl. Sächs. Heil- und Verpfleg.-Anstalt S. mit Bem. üb. Anstalten für Herstellung od. Verwahrung der Geisteskranken von G. A. C. Nostitz v. Jänkendorf 1829."

Sorau (Provinz Brandenburg).

Ständische Irren-Heil- und Pflegeanstalt der Niederlausitz, selbständig, für die Niederlausitz und bis 1883 auch für die Neumark, den Kreis Cottbus und die Stadt Frankfurt a. O., welche getrennte Landarmen-Verbände bilden.

Director: Sanitäts-Rath Dr. Karuth, 2. Arzt Dr. Sponholz.

Behörde: Landes-Deputation des Markgrafthums Niederlausitz zu Lübben. — Station Sorau.

Bestand Anf.	1874:	313 (162 M. 151 Fr.)
Verpflegt	1873:	434
Aufgenommen .	„	108
Entlassen	„	60
Gestorben . . .	„	61.

Ausgaben: 48,739 Thlr. (Administr. 22,218 Thlr., Verpflegung 26,520 Thlr.) bei 119,928 Verpflegungs-Tagen der Kranken, 19,098 der Angestellten.

Angestellt: 2 Aerzte, 4 Verwaltungsbeamte (Rendant, Oeconomie-Inspector, Büreauassisstent, Wirthschafterin), Oberwärter, Oberwärterin, 22 Wärter, 21 Wärterinnen, Pförtner, Hausdiener, Nachtwächter, Gärtner, 2 Maschinisten, Köchin, Küchenmädchen, 2 Wäscherinnen, Viehmagd; insges. 62.

Pensionsberechtigt Director und Rendant.

Seit 1812. „Geschichte der Anstalt“ in d. Allg. Ztschr. f. Psych. Jhrg. 1850.

Stammheim (Canton Zürich).

Kranken-Colonie Stammheim, Bezirk Andelfingen, Heil- und Pflegeanstalt für körperlich oder geistig Leidende.

Die Anstalt besteht 1. aus dem „Krankenasyl“ mit 11 Betten, 2. aus den in den Ortschaften des Stammheimerthals vertheilt gelegenen Wohnungen der Pfleger, d. h. derjenigen Bauern und Handwerker, welche Kranke in ihrer Familie aufnehmen. Dieselben bilden die Kranken-Colonie. Die Colonie besteht aus ca. 80 Pflegerfamilien, von denen jede je 1 Kranken zur Verpflegung erhält. Das Asyl nimmt alle Kranken zunächst zur Beobachtung vor der Vertheilung auf und behält die dazu ungeeigneten.

Pension im Asyl von 3 Fr. aufwärts, in der Colonie von 1 Fr. ebenso. Dirigirender Arzt: Dr. von Orelli. — Station Andelfingen, 1875 Stammheim selbst.

Bestand Anf.	1874:	5	(3 M.	2 Fr.)
Aufgenommen	1873:	21	(9 M.	12 Fr.)
Entlassen . . .	„	14	(6 M.	8 Fr.)
Gestorben . . .	„	—		

Besteht seit 1870. Da eine Bahnstation an den Ort kommt, so beabsichtigt der Besitzer, das Colonialproject nur in kleinem Massstabe festzuhalten.

Stans (Canton Unterwalden).

Pflegeanstalt, Abtheilung des Hospitales, für ca. 10 Kranke.

Stephansfeld (Elsass).

Irrenheil- und Pflegeanstalt für Unter-Elsass, dessen Eigenthum sie ist. Zunächst dazu bestimmt, dem französischen Irrengesetze von 1838 gemäss, die Kranken des Departements des Niederrheins aufzunehmen, verpflegt die Anstalt zur Zeit auf Grund eines Contraktes auch die Kranken des ehemaligen Departements des Ober-Rheins, des jetzigen Ober-Elsass. Dieser Contrakt läuft mit 1877 ab und soll nicht wieder erneuert werden.

Aerzte: Director Dr. Pelman, 2. Arzt Dr. Stark, Assistenzarzt Dr. Silomon, Volontärarzt Dr. Bösenhagen, Dr. Schaefer.

Behörde: Präsident des Unter-Elsass zu Strassburg, der seinerseits einen Aufsichtsrath von 5 Mitgliedern ernennt, die sich monatlich in der Anstalt versammeln. — Station Brumath, 2 Kilometer entfernt.

Bestand Anf.	1873:	787	(344 M.	443 Fr.)
Aufgenommen .	„	275	(133 M.	142 Fr.)
Verpflegt	„	1062	(477 M.	585 Fr.)
Entlassen . . .	„	176	(82 M.	94 Fr.)
Gestorben . . .	„	86	(42 M.	44 Fr.)
Bestand Anf.	1874:	800	(353 M.	447 Fr.).

Angestellt: 5 Aerzte, Verwalter, Rendant, Apotheker, Lehrer, 4 Secretäre, 3 Geistliche, Architekt, 30 Schwestern des Ordens Vincenz von Paula. Das Verwaltungspersonal zerfällt überhaupt in 17 Beamte, im Wartpersonal 102 (42 M. 60 Fr.), an Dienstpersonal 45 (33 M. 12 Fr.), insgesammt 164 (92 M. 72 Fr.).

Ausgaben: 423,813 Frcs. bei 295,915 Verpflegungstagen der Kranken und 57,101 der Angestellten. pro Kopf der Kranken 527,78 Frcs. Kosten. Administrationskosten 140,091 Frcs. und Verpflegungskosten 283,722. In der letzten Verpflegungsklasse (Normalklasse) waren 690, in den 4 Pensionsklassen 110.

Pensionsberechtigt sind die Beamten, so weit sie der Unterelsässischen Pensionskasse beigetreten sind, doch steht eine Aenderung bevor. Für Wart- und Dienstpersonal besteht die Einrichtung, dass verdiente und invalid gewordene Mitglieder in der Anstalt verbleiben und verpflegt werden (Reposant).

Die Anstalt nimmt alljährlich für die Dauer eines Jahres 2 Volontärärzte auf und gewährt ebenso jährlich 2 Studirenden der Strassburger Universität Gelegenheit, für 6 Wochen in der Anstalt dem psychiatrischen Studium obliegen zu können.

Seit 1835 eröffnet und seitdem durch Neubauten stets vergrössert. Sie ist nach dem Pavillonsystem gebaut, besteht aus 15 einzelnen Pavillons und nimmt mit den inneren Höfen ein Terrain von 4 Hectaren ein. Sie hat ausgedehnten landwirthschaftlichen Betrieb auf etwa 40 Hectaren, und stellt in den Werkstätten fast ihren ganzen Bedarf fertig. Von den 800 Kranken waren Angehörige des Ober-Elsass 318 (148 M. 170 Fr.), des Unter-Elsass 458 (189 M. 269 Fr.).

Zur französischen Zeit wurden eine Zeit lang jährliche Berichte veröffentlicht, so von Dagonet. Jetzt werden für den Bezirksrath jährliche Verwaltungsberichte gedruckt. Bericht über die Verwaltung der Bezirks-Irren-Anstalt Stephansfeld für das Jahr 1873 erstattet von dem Director Dr. Pelman. Strassburg, 1874. 67 S.

Nach der Zählung von 1871 bestand die Civilbevölkerung

des Ober-Elsass aus 454,131 E. und des Unter-Elsass aus 588,447 E., letzterer allein zählte 1353 Geisteskranke und Idioten.

Stetten (Königreich Würtemberg).

Privat-Heil- und Pflegeanstalt für Schwachsinnige und Epileptische, gegründet von einem Verein, der sich theilt in eine medicinische, pädagogische und öconomische Section, selbständig, zunächst für arme Würtemberger, Oberamt Canstadt.

Aerztl. Vorstand: Dr. med. Haeberle, Inspector Landenberger, Hausvater bei den Schwachsinnigen und zugleich Oberlehrer; F. Kölle, Hausvater der Epileptischen, zugleich Oekonomieverwalter und Oberlehrer.

Behörde: Staatsaufsicht. — Station Endersbach (Remsthalerbahn) $^3/_4$ St. entfernt.

Bestand Anfang 1874:	183	(101 M.	82 W.)	Kranke.
Schwachsinnige u. Blöde:	107	(70 -	37 -)	
Epileptiker	84	(38 -	46 -)	
Verpflegt 1873:	230			
Aufgenommen . . „	69			
Entlassen . . . . . „	42			
Gestorben . . . . . „	3.			

Ausgaben 56,166 Fl.

Angestellt: Arzt, Inspector nebst Frau für Schwachsinnige, Hauseltern für Epileptische, Hauseltern für das Asyl, 2 Lehrer, 7 Wärter und 6 Privatwärter, 14 Wärterinnen, 10 Privatwärterinnen, Portier, Knecht, Weisszeugverwalter, 3 Haushaltungsgehilfinnen, Küchenvorsteherin, Köchin, Waschleiterin, 14 Küchen-, Wasch-, Back- und Hausmädchen; insgesammt 69 Personen.

Ohne Pensionsberechtigung.

Besteht seit Mai 1849 in Rieth, übergesiedelt Martini 1851 nach Winterbach und ist jetzt seit 1867 in dem früher herzoglichen Schlosse Stetten im Ramsthal. Seit 1866 Doppelanstalt für Schwachsinnige und Epileptische. Den Räumlichkeiten nach theilt sie sich 1) in eine Abtheilung für bildungsfähige Schwachsinnige, 2) für Epileptische, die sich zu Heilversuchen eignen und geistig nicht oder nur wenig gelitten haben, 3) für unheilbare weibliche Blöde und Epileptische, 4) für unheilbare männliche. Sämmtliche Gebäude sind getrennt auch in den Gärten.

Jedes Jahr wird ein gedruckter Bericht herausgegeben.

Stralsund (Provinz Pommern).

Ständische Irren- und Siechen Bewahr-Anstalt für Neu-Vorpommernn (bis zur Pene) und Rügen.

Arzt: Director Dr. Pütter.

Behörde: Communal-Landtag. — Station Stralsund.

Bestand am 1. Jan. 1874 Irre 58 (29 M. 29 Fr.)
Sieche 6 (2 M. 4 Fr.)

Verpflegt	1873	74 M.
Aufgenommen . . .	„	15 M.
Entlassen	„	1 M.
Gestorben	„	9 M.

Ausgabe-Etat: 7245 Thlr

Verpflegungs-Tage der Kranken = 21,730, der Angestellten 3285. —

Administrative Kosten 3707 Thlr., Verpflegungs-Kosten 4036 Thlr.

Angestellt: ärztl. Director, Inspector und dessen Frau (letztere beaufsichtigt die Wärterinnen und Dienstmägde und hat Lebensmittel und Wäsche unter Verschluss). 3 Wärter, 3 Wärterinnen, 2 Köchinnen; insg. 11.

Keine Pensionsberechtigung.

Besteht seit 1842. Jahresberichte alljährlich von den Communal-Landständen veröffentlicht.

Strelitz (Meklenburg).

Oeffentliche Irren-Pflegeanstalt, in der Heilversuche nicht ausbleiben. Selbständig, jedoch theilweise noch unter einem Dache mit dem Correctionshause, für Meklenb.-Strelitz.

Aerzte: 1. Arzt Ober-Medicinalrath Dr. Peters, 1 Hilfsarzt und 1 Chirurgus.

Behörde: Die Oberaufsicht über die Anstalt führt der

am Orte wohnende 1. öconomische Beamte beim Amte Strelitz Kammerherr Drost von Fabrice, als Grossh. Commissar. Vorgesetzt die Grossh. Landesregierung. — Station Neubrandenburg.

Bestand Anf.	1874:	71 (38 M. 33 Fr.)
Verpflegt	1873:	71
Aufgenommen .	„	12
Entlassen . . .	„	3
Gestorben . . .	„	8

Ausgaben betrugen 1873 pro Kopf und Jahr 109 Thlr. 3 Schillinge. Verpflegungstage der Kranken 25,978 Tage.

Angestellt: 3 ärztliches Personal, Inspector, 2 Krankenwärter, 1 Wärterin mit 1 Gehilfin, Köchin, Hausknecht; insges. 10.

Pensionsberechtigt sind die Angestellten nicht, doch bleibt eine Gnadenpension nie aus.

Seit 1805.

Telgte (Provinz Westphalen).

St. Rochus-Hospital, Privat-Heil- und Pflegeanstalt für weibliche Geisteskranke, Eigenthum der Genossenschaft der Krankenschwestern vom h. Franziskus zu St. Mauritz; in einer besonderen Abtheilung werden auch Körperlich-Kranke behandelt.

Vorsteher: Vikar Radhoff, Hospitalarzt Dr. zur Verth. — Station Münster.

Bestand Anf.	1874:	80 Fr.
Verpflegt	1873:	103 Fr.
Aufgenommen .	„	27 Fr.
Entlassen . . .	„	15 Fr.
Gestorben . . .	„	8 Fr.

Etat: Verpflegungstage 26,162.

Angestellt: 21 Schwestern, 2 Knechte, 4 Mägde.

Besteht seit 1850. Das St. Rochus-Hospital besteht als allgemeines Krankenhaus seit 1845. Anf. 1850 wurden einige Geisteskranke in Pflege genommen; da die Zahl der letzteren sich immer mehr vermehrte, wurde 1859 eine Erweiterung der

Anstalt in Angriff genommen und 1868 ein besonderes Gebäude für die unruhigeren Geisteskranken errichtet.

St. Thomas (Rheinprovinz).

Irren-Aufbewahrungs- (Pflege-) Anstalt bei Andernach für den Regierungsbezirk Coblenz, selbständig.

Arzt: Dr. Köstermann.

Behörde: Königl. Regierung zu Coblenz. — Station Andernach.

Bestand 1. Jan.	1874:	170 M.	120 Fr.	= 290.
Aufgenommen . .	1873:	24 M.	19 Fr.	= 43.
Entlassen	„	3 M.	9 Fr.	= 12.
Gestorben	„	11 M.	12 Fr.	= 23.
Verpflegt	„	184 M.	141 Fr.	= 325.

Ausgabe-Etat: 30,000 Thlr. Verpflegungst. für Kranke 105,303. Wartpersonal 11,908. Summa 117,211.

Angestellt: Verwalter, Oberwärter, Oberwärterin, Köchin, 14 Wärter, Portier, Gärtner, Schweizer, Schreiber, Hausknecht, 13 Wärterinnen, Wäscherin, 2 Küchenmägde. Summa incl. Arzt = 40 Personen.

Pensionsberechtigung für den Verwalter ist beantragt.

Besteht seit 1833. War früher adliches Damenstift und wurde zuerst für 40 Betten eingerichtet.

Thonberg (Königreich Sachsen).

Heilanstalt Thonberg bei Leipzig, selbständige Privat-Heil- und Pflegeanstalt.

Director Dr. Th. Güntz, Hilfsarzt Dr. A. Lochner, Hilfsarzt Dr. Th. Lehmann.

Behörde: Kgl. Bezirksarzt. — Station Leipzig.

Bestand Anf.	1874:	56	(30 M. 25 Fr.)
Verpflegt	1873:	83	(45 M. 38 Fr.)
Aufgenommen .	„	32	(17 M. 15 Fr.)
Entlassen . . .	„	23	(11 M. 12 Fr.)
Gestorben . . .	„	5	(4 M. 1 Fr.).

Angestellt: 3 Aerzte, 1 Oberwärter, 8 Wärter, 2 Oberinnen, 3 Diaconissinnen, 3 Wärterinnen.

Seit 1836. „25jähr. Bericht über die Anstalt 1861.“ „11jähr. Bericht 1872“.

Trier (Rheinprovinz).

Irrenpflegeanstalt des Landarmenhauses, besondere Abtheilung desselben zunächst für den Reg.-Bezirk Trier und nur wenn der Raum es gestattet werden Pfleglinge aus anderen Bezirken aufgenommen.

Director Blum, Hausarzt Dr. Bleser, Wundarzt Dr. Tampke. —

Behörde: Der Reg. Präsident von Trier führt die Oberaufsicht und die allgemeine Leitung eine gemischte Verwaltungscommission aus Mitgliedern des Provinziallandtages und der Königl. Regierung. — Station Trier.

Bestand Anf.	1874:	140	(64 M. 76 W.)
Verpflegt	1873:	149	(67 M. 82 W.)
Aufgenommen .	„	51	(24 M. 27 W.)
Entlassen . . .	„	17	(9 M. 8 W.)
Gestorben . . .	„	43	(18 M. 25 W.).

Verpflegungstage 51,887. — Gesammtausgabe 16,152 Thlr., Verpflegungskosten pro Person und Tag 9 Sgr. 4 Pf.

Angestellt: Director, Hausarzt, Wundarzt, Oeconom, kathol. Geistlicher, evang. Geistlicher, Aufseher, Aufseherin, Oberwärter, 4 Wärter, 1 Oberwärterin, 4 Wärterinnen; insges. 18.

Die auf Lebenszeit angestellten Beamten und Offizianten sind pensionsberechtigt. Wärterpersonal und Geistlichen nicht. — Die Verpflegungsanstalt ist eine Abtheilung des ausserdem noch aus einem Hospitale und einer Heilanstalt bestehenden Landarmenhauses. Das letztere ist aus dem durch kaiserliches Decret vom 9. Oct. 1810 gegründeten Depots de mendicité entstanden.

Triest (Küstenland)*).

K. K. Provinzial-Irren-Heil- und Pflegeanstalt für das Küstenland, selbständig.

*) Allg. Ztschr. f. Psych. Bd. XXII. S. 557.

Bestand Anf. 1858: 136 (99 M. 37 Fr.)
Verpflegt. . . . 1857: 125 (82 M. 43 Fr.).

Troppau*) (Kronland Schlesien).

Landesanstalt für das Kronland Schlesien, Annex des Dr. Heidrich'schen Krankenhauses. — Station Troppau.

Zahl der Kranken Anf. 1858: 51 (29 M. 22 Fr.).

Die Anst. ist 1. Juli 1873 aufgelassen u. nach Olbendorf verlegt.

St. Urban (Canton Luzern).

Oeffentliche Irrenheilanstalt für den Canton Luzern.

Director Dr. Wille, Assistenzarzt Dr. Blum.

Behörde: Departement des Kirchenwesens des Regierungsrathes. — Station Langenthal bei Bern. In 2 J. St. Urban, Stat. der Bern-Luzern Bahn.

Bestand Anf. 1874: 30 (11 M. 19 W.)
Verpflegt . . . 1873: 30.

Personal: 2 Aerzte, Verwalter, kath. und ref. Geistlicher, Portier, Maschinist, Heizer, Schuster, Schneider, Maurer, Gärtner, Hausknecht, Oeconom mit 7 Knechten und 2 Mägden, Lingeristin, Hausmagd, 2 Köchinnen, 2 Wäscherinnen, Oberwärter, 9 Wärter, Oberschwester u. 10 barmherzige Schwestern; insges. 50.

Ohne Pensionsberechtigung.

Eröffnet November 1873. Die Anstalt, ein ehemaliges grandioses Kloster, ist nach den modernsten Anforderungen psychiatrischer Bautechnik umgebaut und eingerichtet worden, kann 300 Kranke aufnehmen.

Vernets (Canton Genf).

Oeffentliche Heil- und Pflegeanstalt für den Canton Genf.

Director: C. Daumas, Arzt: Dr. Olivet, Assistenzarzt, Dr. Jentzer.

Behörde: Departement des Innern. — Station Genf.

Bestand: Anf. 1874: 137 (73 M. 64 Fr.)
Verpflegt . . . . 1873: 182 (100 M. 82 Fr.)

*) Allg. Ztschr. f. Psych. Bd. XXII. S. 558.

Aufgenommen .	1873:	55
Entlassen	„	43
Gestorben . . .	„	8.

Ausgabe-Etat: 71,258 Fl., darunter für den Director 1800 Fl., für den dirigirenden Arzt, der nicht in der Anstalt wohnt, 1000 Fl., für den Interm. 500 Fl., für die Directrice 750 Fl.

Verpflegungstage der Kranken 47,006 (25,557 für die M. und 21,449 für die Fr.), die der Angestellten 7948.

Angestellt: Director, Directrice, Oekonom, 1 Weisszeughalterin, 5 Pfleger, 5 Pflegerinnen, Köchin, Hilfsköchin, 2 Küchenmädchen, Gärtner, Hilfsgärtner, 2 Portiers, 1 Diener; insges. 23.

Ohne **Pensionsberechtigung**, doch sind zweimal alten Angestellten Unterstützungen gewährt. Ohne klinischen Unterricht, doch ist Aerzten der Zutritt bei den Visiten stets erlaubt.

Eröffnet am 1. Juli 1869. Jährlich werden Berichte eingereicht und veröffentlicht; zu erlangen bei la Chancellerie de Canton de Genève.

Waldau (Canton Bern).

Heil- und Pflegeanstalt für den Canton Bern, selbständig.

Director: Professor Dr. B. **Schaerer**, Secundärarzt: Dr. F. Fetscherin, Assistent: Eichhorn.

Behörde: Inseldirector (Corporationsbehörde unter Oberaufsicht des Staates). — Station **Ostermundingen** (25 Min. entfernt).

Bestand Anf.	1873:	342	(157 M.	185 Fr.)
Aufgenommen .	„	97	(47 M.	50 Fr.)
Verpflegt	„	439	(204 M.	235 Fr.)
Entlassen	„	68	(33 M.	35 Fr.)
Gestorben	„	26	(17 M.	9 Fr.)
Bestand Anf.	1874:	344	(154 M.	191 Fr.).

Verpflegungstage der Kranken: 125,799, der Angestellten 26,778. —

Administrationskosten 42,153 Fr., Verpflegungskosten

167,650 Fr., Durchschnittskostzn pro Tag und Kopf des Pfleglinges 1,62 Fr.

Angestellt: 3 Aerzte, Oekonom, Referent, Pfarrer, Adjunkt des Oekonoms, Haushälterin, Oberwärter, Oberwärterin, Magazinwärter, Magazinwärterin, Wärter 21, Wärterinnen 20, Dienstboten 15 (5 M. 10 Fr.). Für die Landwirthschaft 8 M. 1 Fr.; inges. 59.

Keine Pensionsberechtigung. Anstalt dient zu klinischem Zweck, kann auch Volontärärzte aufnehmen.

Besteht seit 1855. Sie wurde eröffnet für 230, 1862 wurde, da alle Plätze besetzt waren, die bisher leer gestandene alte Irrenanstalt (nebenan liegend) wieder eröffnet und seither stets von 50 unheilbaren Frauen benutzt. 1870 wurde für 20 M. eine Filiale in einem angekauften nahen Gute c. 10 Min. entfernt eröffnet. Alle Plätze sind benutzt und die Anstalt hatte auf 135 Plätze für M. und 165 für Fr. am 1. Januar 45 überzählige Kranke.

Im Correspondenzblatte für Schweizerärzte jährliche statistische Berichte seit 1871. Ausserdem „Bericht üb. d. neue Irren-Heil- und Pflegeanstalt Waldau im Canton Bern. 1855.“ „Bericht an die Direction des Innern des Canton Bern über die Zählung und Statistik der Geisteskranken und Idioten im Canton Bern v. J. 1871 von Dr. B. Fetscherin.“

Wehnen (Oldenburg).

Heilanstalt für das Herzogthum Oldenburg, nicht Grossh. Eutin und Birkenfeld umfassend, selbständig.

Aerzte: Obermedicinalr. Director Dr. Kelp, Assistenzarzt Dr. Kelp.

Behörde: Grossh. Staatsministerium, Depart. des Innern. — Station Blob.

Bestand Anf.	1874:	79	(40 M. 39 Fr.)
Verpflegt . . .	1873:	129	(66 M. 63 Fr.)
Aufgenommen	„	52	(28 M. 24 Fr.)
Entlassen . . .	„	44	(23 M. 21 Fr.)
Gestorben . . .	„	6	(3 M. 3 Fr.).

Ausgabe: 24,761 Thlr., davon Verpflegung 13,190 Thlr.,

Gehalt 6408 Thlr., sonstige Ausgaben 5163 Thlr. — Verpflegungstage der Kranken 28,601, der Angestellten 12,317.

Angestellt: 2 Aerzte, Verwalter, Rechnungsführer, Oberaufseher, Oberaufseherin, Lehrer, 7 Wärter, 7 Wärterinnen, Oeconom, Köchin, 5 männliche und 6 weibliche Dienstboten; insges. 34.

Pensionsberechtigt: Director, Assistent, Verwalter, Rechnungsführer und Oberaufseher.

Seit April 1858. „Ueb. d. neue Irrenheilanstalt für das Herzogth. Oldenburg v. Dr. Kelp 1851.“ „Die Herz. Oldenb. Irrenheilanstalt zu Wehnen in ihrer ganzen Einrichtung dargestellt von Dr. Kelp 1861.“ Berichte in Erlenmeyer's Arch., statistische in „Allg. Ztschr. f. Psych. 1847.“ „Med. stat. Bericht üb. d. Heilanstalt zu Wehnen, umfassend den 6jährigen Zeitraum von 1861—1866 von Dr. Kelp.“

Weissenheim (Canton Bern).

Private Erziehungsanstalt für noch irgendwie bildungsfähige Kinder, ganz auf christlicher Wohlthätigkeit beruhend, selbständig, zunächst für die Umgegend von Bern.

Vorsteherin: Frl. Marie Ammann, Arzt Dr. E. König.

Behörde: Comité von 5 Herren und 4 Damen, deren Präsident Pf. J. C. Appenzeller zu Bern ist. — Station Bern, ½ St. entfernt.

Bestand 18 Mädchen von 7 bis 15 Jahren. Entlassen wurden nur solche, die sich nach längerer Probezeit als völlig bildungsunfähig erwiesen haben. Gestorbene bisher noch nicht. Die Kinder werden so jung als möglich, schon vom 5. Jahr an aufgenommen.

Ausgaben 1873: 6380 Frcs., jedes Kind kostet daher durchschnittlich 354 Frcs.

Angestellt: Vorsteherin, Lehrerin, Arbeitslehrerin, Magd; insg. 4. Seit 1868. Gedruckt bisher 2 Berichte.

Welmar (Livland).

Privat-Heil- und Pflegeanstalt des Dr. med. Girgensohn.

Werneck (Unterfranken).

Kreis-Irrenanstalt für den Kreis Unterfranken in Bayern, Heil- und Pflegeanstalt, selbständig.

Aerzte: Director Dr. Hubrich, 1. Assistenz-Arzt Dr. Schwaab, 2. Assistenz-Arzt Dr. Bumm.

Behörde: Königl. Kreisregierung von Unterfranken. — Station Weigoldshausen, 25 Min. entfernt.

Bestand Anf. 1874: 427 (202 M. 225 Fr.)
Verpflegt . . . 1873: 515
Aufgenommen. „ 127
Entlassen . . . „ 68
Gestorben . . . „ 28.

Ausgaben: 118,493 Fl. (darunter an Besoldungen 16,219, Pensionen 1080, Gratifikationen 500, Beköstigung 75,137, Kleider 8113, Ergötzung 1338, Heizung 7048, Beleuchtung 1976, Wäsche 7082 etc.) bei 144,659 Verpflegungstagen der Kranken und 38,003 der Angestellten.

Angestellt: 3 Aerzte, Verwalter, Buchhalter, kath. und protest. Geistlicher, Apotheker, Lehrer, 2 Oberwärter, 2 Oberwärterinnen, Waschaufseherin, Küchenaufseherin, Portier, 2 Hausdiener, 2 Maschinisten, 2 Gärtner, 6 Handwerker, 6 Küchen-, 10 Waschmädchen, 30 Wärter, 32 Wärterinnen, 2 Gesellschafterinnen, 3 Oeconomiepersonal; insges. 111.

Pensionsberechtigung für Director, Verwalter und erster Assistenz-Arzt.

Seit 1855. Altes fürstbischöfliches Schloss adaptirt. Waschhaus und ein Nebenhaus neu aufgeführt, mit einem Terrain von 270 bayr. Morgen, von einer Mauer umgeben, die $^3/_4$ St. im Umfange misst, einen weiten Park und im Hintergrunde eine Meierei umschliesst. — Periodische Berichte nicht veröffentlicht. „Dr. Fries, Ueb. d. Latrinensystem d. Kreis-Irrenanstalt Werneck. Würzburg, Stahel“.

Wesel (Rheinprovinz).

Hohe-Haus-Stiftung zur Aufnahme von armen und alten Leuten und Geisteskranken. Nur ruhige und unheilbare Geisteskranke finden Aufnahme. Die Geisteskranken anderer

Art, für welche die Gemeindeverwaltung zu sorgen hat, werden nach Siegburg und Düsseldorf gebracht.

Arzt: Dr. Eichelberg.

Behörde: Städtische Gemeinde-Verwaltung. — Station Wesel.

Bestand Anf. 1874: 11 (3 M. 8 Fr.)
Verpflegt . . . 1873: 13
Gestorben . . . „ 2.

Kosten nicht zu bestimmen, da für alle Hausbewohner gemeinsam. Die Summe betrug 6041 Thlr.

Angestellt: 1 Wärter und 1 Wärterin. Die Anstalt geleitet durch Hausinspector und Frau, letztere pensionsberechtigt.

Seit 1612 gestiftet von Frau von Rech und später zur Verwaltung dem Magistrat geschenkt.

Wien (Kronland Nieder-Oesterreich).

1. Niederösterreichische Landes-Irrenanstalt, öffentliche Heil- und Pflegeanstalt, zunächst für nach Niederösterreich heimathszuständige Geisteskranke und insoweit Raum für dorthin nicht zuständige.

Director: Professor Dr. L. Schlager, Primärärzte: 1. Sanitätsrath Dr. M. Gauster, auf der Männerabtheilung. 2. Dr. A. Holler, Primärarzt der Frauenabtheilung. 3. Professor Dr. Th. Meynert, Vorstand der klinischen Abtheilung. Secundärärzte und Assistenten: 1. Dr. J. Hinterstaisser, 2. Dr. M. Pokorny, beide auf der Frauenabtheilung. 3. Dr. J. Winter, 4. Dr. E. Stephanides, beide auf der Männerabtheilung. 5. Dr. C. Höstermann, 6. Dr. Fr. Schlangenhausen, beide auf der klinischen Abtheilung.

Behörde: Der niederösterreichische Landesausschuss als Repräsentant der niederösterreichishen Landesvertretung. — Station Wien.

Bestand Anf. 1874: 447 (213 M. 264 Fr.)
Verpflegt . . . 1873: 1,091 (564 M. 527 Fr.)
Aufgenommen „ 607 (352 M. 255 Fr.)

Entlassen . . . 1873 478
Gestorben . . . „ 136.

Ausgaben: 270,186 Fl., darunter an Gehalt 19,714 Fl., Löhnungen 25,660 Fl. Erhaltung der Gebäude 15,912 Fl., Beköstigung 135,509 Fl., Medicamente 7,548 Fl., Kleidung 3033 Fl., Bettzeug 7,747 Fl., Heizung 12,732 Fl., Beleuchtung 6,530 Fl., Pensionen 2,522 Fl. etc. bei 179,679 Verpflegungstagen der Kranken.

Angestellt: 10 Aerzte, Verwalter, Revisor, 2 Beamte, 2 Wäschebesorger, Amtsdiener, 2 Portiers, 1 Gärtner, Hausmann, Tischler, Badediener, 5 Hausdiener, 2 Oberwärter, 2 Oberwärterinnen, 62 Wärter, 62 Wärterinnen, insges. 156.

Pensionsberechtigt: Director, Primärarzt, Beamte sind pensionsberechtigt. Dienstpersonal, Oberwärter und Wärter sind pensionsberechtigt: Nach 10 jähriger Dienstzeit 40 Pct. des Gehaltes, bei Wärtern mit Hinzurechnung von 120 Fl. zum Jahresgehalt. Für jedes weitere Dienstjahr $2\frac{1}{2}$ Pct. des Bezuges mehr.

Eine klinische Abtheilung besteht in der Anstalt. Der klinische Lehrer steht als Abtheilungsarzt zur Direction im Verhältniss eines Primär- i. c. 2. Arztes — die Assistenten im Verhältniss von Hilfsärzten. Nebstbei ertheilt der Director als Universitätsprofessor in gleicher Weise klinischen Unterricht. Aerzten, die sich speciell im Fache der Psychiatrie ausbilden wollen, ist der Besuch der Anstalt und die Dienstleistung in der Eigenschaft von Aspiranten gestattet, sog. Volontairärzte.

Der Bau begann 1848, ward vollendet 1852, ward eröffnet am 1. August 1853. Belegraum 500. Aerztliche Berichte über die Anstalt für Zeitperiode von 1853— incl. 1855 erschienen 1858 im Verlage der Staatsdruckerei. Directoren von 1852—1869 Dr. Riedel, vom Aug. 1869—1872 Dr. Spurzheim, vom 1. Jan. 1873 ab Dr. Schlager.

2. Im allgemeinen Krankenhause ist eine Abtheilung bestimmt für zweifelhafte Fälle von Geistesstörung, um je nachdem sie dann der entsprechenden Anstalts-, Familien- oder

Communalpflege zuzuweisen oder dieselben als geistesgesund zu entlassen; ausserdem hat die Abtheilung diejenigen Kranken von anderen Abtheilungen des Krankenhauses aufzunehmen, welche wegen Delirien, Störungen, die sie verursachen und die andere Kranke molestiren, dahin transferirt werden. — Die durchschnittliche Aufenthaltszeit beläuft sich auf höchstens 14 Tage und doch wird es möglich, dass bei einem Belegraum von nur 67 Betten dennoch mehr als 1000 Individuen jährlich die Abtheilung gleichsam passiren.

Der Unterricht unterliegt jetzt genauen Bedingungen und werden nie mehr als 12 Hörer und zwar meist graduirte, Physicatsprüfung anstrebende Aerzte zu den Vorlesungen zugelassen. (Wien. med. Wochenschr. 1874, No. 25.)

Sie soll psychiatrische Klinik werden und Professor Meynert als Kliniker dahinkommen.

3. Private Heil- und Pflegeanstalt der verw. Frau Dr. Pabst, selbständig.

Dirig. Arzt Dr. Max Maresch, vorher Primararzt der Wiener Irrenanstalt.

Behörde: Niederösterreichische Statthalterei. — Station Wien.

Bestand Anf. 1874: 27 (6 M. 21 Fr.).

Ausgaben: 28,000 Fl.

Pensionsberechtigung der Beamten.

Seit 1835.

Winnenthal (Kgr. Würtemberg).

Oeffentliche Heilanstalt bei Winnenden für das Königreich Würtemberg.

Director Obermedicinalrath Dr. A. v. Zeller, Secundärarzt Dr. E. Zeller.

Behörde: Kgl. Aufsichts-Commission für die Staats-Krankenanstalten. — Station Waiblingen. (Bis 1876 wird die Linie Waiblingen-Cacbnang eröffnet und Winnenden Station.

Bestand Anf.	1874:	199	(105 M.	94 Fr.)
Verpflegt....	1873:	301	(163 M.	138 Fr.)
Aufgenommen.	„	112	(59 M.	53 Fr.)
Entlassen ...	„	96	(55 M.	41 Fr.)
Gestorben ...	„	7	(3 M.	4 Fr.).

Ausgaben: I. Amtsausgaben: Besoldungen 12,504 Fl., Kanzlei-Kosten 307 Fl., Diäten 41 Fl., Amtsanlagen 55 Fl., Gebäude 736 Fl., Garten 1243, Viehhaltung 2200 Fl., Geräthschaften 1185 Fl., öconomische Bedürfnisse 265 Fl., Zinsen 158 Fl.; II. Verpflegung: Beköstigung 32,616 Fl., Kleidung 65 Fl., Lagerstätten 1442 Fl., Krankenpflege 5043 Fl., sonstige Bedürfnisse 126 Fl., Heizung 2893 Fl., Licht 789 Fl., Wäsche 1195 Fl.; III. Gottesdienst 50 Fl.; IV. Bibliothek 430 Fl.; V. Arbeitsgeräthe 4 Fl.; VI. Geschenke 413 Fl., Extraordinair 152 Fl. — Gesammtsumme 63,931 Fl. bei 72,306 Verpflegungstagen der Kranken.

Angestellt: 2 Aerzte, Oeconomieverwalter, Buchhalter, evang. und kath. Geistlicher, Hauslehrer, Oberwärter, 13 Wärter, 2 Thorwarte, Laufbursche, Oberwärterin, 16 Anstaltswärterinnen, 3 Privatwärterinnen, Waschaufseherin und 4 Waschmägde, Köchin, 2 Küchenmägde, Stallmagd; insges. 54.

Pensionsberechtigt der Director, Secundärarzt, Oeconomieverwalter, die beiden Geistlichen (die nicht in der Anstalt wohnen).

Seit 1834. Berichte bis 1851 veröffentlicht im würtemb. med. Correspondenzbl.

Wittstock (Prov. Brandenburg).

Landarmen-Anstalt zur Verpflegung von Hospitaliten mit einer Abtheilung unheilbarer Geisteskranken beiderlei Geschlechts, für den Regierungsbezirk Potsdam und einiger Distrikte des Regierungsbezirks Frankfurt a. O.

Arzt: Dr. Schultze in Wittstock.

Behörde: Ständische Landarmen-Direction der Kurmark zu Berlin. — Station Zernitz.

Bestand 1. Jan.	1874:	58 (33 M. 23 Fr. u. 2 Kdr.)
Verpflegte	1873:	72 Personen.
Aufgenommen . .	„	16 „
Entlassen.	„	4 „
Gestorben	„	10 „.

Ausgabe-Etat pro 1873 für obige 58 Pfleglinge 4798 Thlr. — Verpflegungstage derselben 21,170, des Wartpersonals 3285 Tage. — Administrationskosten 2679 Thlr., Verpflegungskosten 2119 Thlr.

Angestellt: Inspector, Assistent, Hausvater, Arzt, Prediger, Köchin, Küchenfrau, Wäscherin, Lazarethwärter, Lazarethwärterin, 4 Wärter, 3 Wärterinnen; insgesammt 17.

Pensionsberechtigt: der Inspector, der Assistent und der Hausvater.

Die Anstalt ist erbaut 1787—1791 für Landarmen, Vagabonden und Militär-Invaliden, war von 1818 bis 1832 aufgelöst und besteht also seit 1832. Verwaltungsberichte bringt jährlich das Potsdamer Amtsblatt.

Würzburg (Unterfranken).

Irrenabtheilung des Juliusspitals, Heilanstalt nebst einer Pflegeabtheilung für 40 Pfründner (ruhigere Unheilbare), bestimmt für die Provinz Unterfranken.

Aerzte: Oberarzt der Abth. Königl. Hofrath Prof. Dr. v. **Rinecker**, Assistenzarzt Dr. med. Suttner.

Behörde: Kgl. Directorium des Juliusspitals. — Station **Würzburg**.

		Heilanstalt.	Pflegeanstalt.
Bestand Anf.	1874:	47 (25 M. 22 W.)	40 (20 M. 20 W.)
Verpflegt . . .	1873:	169 (79 M. 90 W.)	40
Aufgenommen.	„	121 (58 M. 63 W.)	2 (— M. 2 W.)
Entlassen . . .	„	105 (43 M. 62 W.)	
Gestorben. . .	„	17 (11 M. 6 W.)	2 (— M. 2 W.).

Die **Ausgaben** fallen mit der Gesammtrechnung des Juliusspitals zusammen. Beamte des Spitals verwalten gleichzeitig die Abtheilung, für welche 7 Wärter und 7 Wärterinnen angestellt sind.

Dienstuntaugliche Wärter und Wärterinnen haben Anspruch zur Aufnahme in die Pfründe des Juliusspitals.

Die psychiatrische Abtheilung des Juliusspitals dient zum klinischen Unterrichte.

Seit 1743 bestehen eigene Räume zur Unterbringung von Geisteskranken im Spitale. Die meisten Kranken werden unentgeldlich verpflegt, da stiftungsgemäss alle notorisch vermögenslosen Kranken des früheren Fürstbisthums Würzburg dies Anrecht besitzen. Die Grenzen davon fallen ungefähr mit den Grenzen des heutigen Regierungsbezirks Unterfranken zusammen mit Ausschluss des Bezirkes Aschaffenburg. Ausführlichere Nachrichten bei: „Jolly, Bericht über die Irrenabtheilung des Juliusspitals zu Würzburg für 1870—72. Würzburg, Stahel 1873." Statistische Notizen in den „jährlichen Berichten über die Pfründen- und Krankenanstalt des Juliusspitales."

Ybbs (Kronl. Nieder-Oestreich).

Nieder-österreichische Landes-Irrenanstalt, öffentlicae und selbständige Heil- und Pflegeanstalt für das Land Niederösterreich.

Aerzte: Director Dr. J. Hornung, Primärarzt Dr. K. Langwieser, Secundärarzt Dr. J. Marczell, Secundärarzt Dr. L. Pösch.

Behörde: Landes-Ausschuss von Niederösterreich. — Station: Kemmelbach-Ybbs an der Westbahn.

Bestand Anf.	1874:	406 (195 M. 211 Fr.)
Verpflegte . . .	1873:	484
Aufgenommen	„	77
Entlassen . . .	„	27
Gestorben . . .	„	51.

Ausgaben: 187,401 Fl. (der Administration 125,367 Fl., der Verpflegung 62,034 Fl.) bei 148,151 Verpflegungstagen.

Angestellt: 4 Aerzte, Verwalter, Landesbeamte, Diurnist, 30 Wärter, Tischler, Schneider, Schuster, Badediener, Gärtner, 6 Hausdiener, unter deren Aufsicht alle Hausarbeit von den Pfleglingen ausgeführt werden, 25 Wärterinnen, 3 Wäschwärterinnen, Portier, Oberwaschaufseherin; insges. 78.

Pensionsberechtigung. Dient nicht zum klin. Unterrichte und nimmt keine Volontärärzte auf.

Seit 1817. Die Anstalt besteht seit 1770 als Armenhaus der Stadt Wien. 1817 wurde die rückwärtige Hälfte zu Irrenzwecken eingerichtet. 1842, wo schon 410 Geisteskranke beider Geschlechter da waren, ging das Armenhaus in die Administration der Stadt Wien über, die Irrenabtheilung blieb bei der n. ö. Landesregierung, erhielt eigne Aerzte. 1860 wurde das ganze Haus als Irrenanstalt übernommen, adaptirt und für 405 Kranke eingerichtet. 1865 ging die Oberaufsicht und Verwaltung an den n. ö. Landesausschuss über. Ein Jahresbericht mit geschichtlichen Notizen wird bald im Druck erscheinen, wofür 1500 Fl. bewilligt sind.

Wyl (Canton St. Gallen).

Dr. Ellinger'sche Anstalt für Gemüths- und Nervenleidende. Vorsteherin Frau Dr. Ellinger, Dirig. Arzt Dr. Zuber. — Station Wyl. —

Bestand Anf.	1874;	15	(7 M.	8 Fr.)
Verpflegt . . .	1873:	32	(15 M.	17 Fr.)
Aufgenommen	„	15	(7 M.	8 Fr.)
Entlassen . . .	„	16	(8 M.	8 Fr.)
Gestorben . . .	„	1	(— M.	1 Fr.).

Angestellt: Arzt, dessen Frau mit 2 Töchtern, 2 Wärter und 2 Wärterinnen.

Besteht seit 1857, von dem December 1873 gestorbenen Dr. Ellinger gegründet. Platz für 28 Personen (14. M. und 14 Fr.)

Zehlendorf (Prov. Brandenburg).

Selbständige Privat-Irren-Pflegeanstalt für 5 Frauen.

Vorsteherin: Frl. Martha Calsow.

Arzt: Dr. Schroeter.

Im Mai 1874 gegründet.

Behörde: Physikus der Kgl. Regierung in Potsdam. — Station Zehlendorf. Personal: 3 Personen.

Zürch (Canton Zürch).

1. Burghölzli, öffentliche Heilanstalt für den Canton Zürch, selbständig.

Directorstelle z. Z. nicht besetzt, Sec.-Arzt Dr. O. Weller, Assistenzarzt Dr. Zuppinger.

Behörde: Sanitätsdirector des Cantons. — Station Zürch, ½ Stunde entfernt.

Bestand Anf.	1874:	227	(106 M. 121 Fr.)
Verpflegte . . .	1873:	477	(243 M. 234 Fr.)
Aufgenommen .	„	271	(154 M. 117 Fr.)
Entlassen . . .	„	233	(117 M. 116 Fr.)
Gestorben . . .	„	27	(20 M. 7 Fr.).

Ausgaben ohne die Besoldung der Aerzte 160,866 Frs. bei 80,055 Verpflegungstagen der Kranken.

Angestellt: 3 Aerzte, Verwalter und dessen Gehilfe, Oberwärter mit 18 Wärtern, Oberwärterin mit 18 Oberwärterinnen, Speisemeister, Maschinist, Gärtner, Schreiner, 2 Heizer, 2 Portiers, 2 Knechte, Lingère, 2 Köchinnen, 4 Mägde, insgesammt 70.

Ohne Pensionsberechtigung. Die Anstalt dient dem klinischen Unterrichte und nimmt keine Volontairärzte auf.

Seit Juli 1870. Veröffentlichung in den regierungsräthlichen Rechenschaftsberichten.

2. Privat-Blödenanstalt*) von Frl. Keller für Kinder von

*) Die gegenwärtige Lage der Cretinen, Blödsinnigen und Idioten. Von J. Disselhoff. Bonn, 1857. S. 34. — Die Anstalt besteht auch jetzt noch in ähnlicher Weise nach brieflichen Nachrichten,

6—14 Jahren. Da die Anstalt durch sich selbst nicht erhalten werden konnte, hat sich ein Unterstützungsverein gebildet. Früher wurden auch Knaben, jetzt nur Mädchen aufgenommen. Ihre Zahl ist etwa 12.

Zug (Canton Zug).

Pflegeanstalt, Abtheilung des Armenhauses, mit circa 10 Kranken.

Zwiefalten (Kgr. Würtenberg).

K. Pflegeanstalt für das Kgr. Würtenberg, selbständig.

Aerzte: Director Dr. J. Koch, Assistenzarzt Dr. Majer.

Behörde: K. Aufsichtscommission für die Staatskrankenanstalten (in Winnenthal und Zwiefalten) zu Stuttgart. — Station Zwiefaltendorf, 1 Stunde entfernt.

Bestand Anf.	1874:	171	(120 M. 51 W.)
Verpflegt . . .	1873:	180	(127 M. 53 W.)
Aufgenommen	„	10	(8 M. 2 W.)
Entlassen . . .	„	3	(3 M. — W.)
Gestorben . . .	„	6	(4 M. 2 W.).

Verpflegungstage der Kranken 61,916, der Angestellten 11,977.

Angestellt: 2 Aerzte, Oekonomieverwalter, Buchhalter, Oberwärter, 17 Wärter (z. Z. bei 139 m. Kr.), Hausknecht (der auch Wärterdienste versieht), Portier, Gärtner, Oberwärter, 6 Wärter, (z. Z. bei 52 weibl. Kr.), Köchin, 3 Küchenmägde, Nähterin, Waschmagd, Hausmagd. Ausserdem functioniren gegen Entschädigung 1 evang. und 1 kath. Geistlicher, in Summa 41.

Pensionsberechtigt nur Director und Oekonomieverwalter.

1812 wurden die 31 männl. und 16 weibl. Kranken des Irrenhauses zu Ludwigsburg in die zu neuem Zwecke eingerichteten soliden und schönen Bauten der alten Benediktiner-Abtei Zwiefalten versetzt. Die Zahl stieg, hat jetzt nahezu 200 erreicht und wird mit Anfang des kommenden Jahres auf 300 gebracht. Die früher leitenden Aerzte sind: Dr. Schreiber, Dr. Elser und Dr. Schäffer.

1862 trat Dr. Landenberger, jetzt Medinicinalrath und Mitglied der K. Aufsichtscommission als 1. Assistenzarzt ein. Ihm folgten Dr. Neuschler, Berg, Majer. Dr. v. Schaeffer, am längsten leitend, übernahm die Direction 1838 und verliess die Anstalt Juli d. J. Ein Bericht von Dr. Landenberger wurde 1864 gedruckt.

B.

Verzeichniss

der einzelnen Länder Deutschlands, der Schweiz und der deutschen Länder Oesterreichs und Russlands nach der in ihnen vorhandenen Fürsorge für die Psychisch-Kranken und von Geburt an Psychisch-Schwachen

in geographischer Ordnung.

In den nachfolgenden Staaten, welche durch ihre Abstammung in Sprache und Sitten viel Gemeinsames haben und eine Seelenzahl von 58,257,541 E. repräsentiren — Deutschland, Deutsch-Oesterreich, die Schweiz und die Ostseeprovinzen Russlands, — befinden sich 242 Anstalten für Heilung und Pflege Psychisch-Kranker und von Kindheit an Schwachsinniger mit 32,918 Kranken (16,693 M., 16,225 Fr.).

Deutschland

mit 40,051,192 E. hat 87 öffentliche Anstalten mit 20,704 Kr. (10,403 M. 10,301 W.) und 107 private mit 4,938 Kr. (2,687 M. 2,251 W.), an denen 325 Aerzte wirken. Insgesammt 194 Anstalten mit 25,642 Kr. (13,090 M. 12,552 W.). Von diesen Anstalten sind solche für „Psychisch-Kranke“ 164, für Erziehung und Pflege schwachsinniger Kinder 26.

An den Universitäten wird die Psychiatrie auf 10 klinisch gelehrt und an 5 die Errichtung solcher Kliniken zugesichert. 12 neue Anstalten sehen in den nächsten 2 Jahren ihrer Eröffnung entgegen und 9 Anstalten sind projectirt. In Bayern war die Psychiatrie als Prüfungsgegenstand schon in Durchführung, hat aber dort um der Einheit Deutschlands auch im Prüfungsreglement willen zurückgezogen werden müssen. Bei den zahlreichen von Geburt an Schwachsinnigen beschränkt sich die Gründung von Idiotenanstalten nur auf wenige Länder, doch ist zu hoffen, dass das in Würtemberg schon bestehende Gesetz, wonach die der Bildung fähigen Idioten ebenso dem Schulzwange unterliegen, als gesunde und demgemäss auch für sie Schulanstalten existiren müssen, auch in anderen deutschen Staaten Geltung gewinnt.

Vereine für entlassene Irre sind in Berlin, Kurmark Brandenburg, Grossh. Baden, Grossh. Hessen.

An Vereinen bestehen: „Allgem. Verein der deutschen Irrenärzte“, „Psychiatrischer Verein in Berlin“, „Med. psychol. Verein in Berlin“, „Verein der Irrenärzte Niedersachsens und Westphalens“, „Psychiatrischer Verein der Rheinprovinz“, „Südwestdeutscher Verein von Irrenärzten“, „Verein der Schlesischen Irrenärzte“, „Verein der Freunde der Erziehung und Pflege der Idioten in Deutschland“.

An Fach-Zeitschriften existiren: „Allgem. Zeitschr. f. Psychiatrie und psychisch-gerichtliche Medicin“, Berlin, Reimer, jährlich 6 Hefte; „Archiv für Psychiatrie und Nervenkrankheiten“ (Berlin, Hirschwald) in zwanglosen Heften; „der Irrenfreund,“ Neuwied, Heuser, monatlich; „Psychiatrisches Correspondenzblatt,“ Neuwied, Heuser, monatlich; „Illenauer Blätter“, wöchentlich.

Das Königreich **Preussen**

(incl. der Reichslande) hat bei einer Bevölkerung von 25,616,616 Einwohner 48 öffentliche Anstalten, in denen am 1. Jan. 1874 ein Krankenbestand von 10,995 Kr. (4,551 M. 5,444 Fr.) ist. An Aerzten fungirten darin 104. Ausserdem 76 Privatanstalten, worin 3,205 Kranke (1,751 M. 1,454 Fr.) von 91 Aerzten behandelt wurden. Insgesammt: 14,200 Kr. (6,302 M. 6,898 Fr.) mit 195 Aerzten. Die psychiatrische Klinik wurde von den 10 Universitäten an 6 abgehalten. Für 2 Universitäten ist klinische Wirksamkeit in neuen Anstalten und zwar durch Prof. ord. zugesichert: in Marburg und Bonn. 9 neue Anstalten sind nahezu im Bau beendet (Prov. Posen 1, Pommern 1, Schlesien 1, Hessen-Nassau 1, Rheinland 5) und 4 Neubauten beschlossen (Berlin, Prov. Sachsen und 2 in den Reichslanden).

Nach der Volkszählung von 1871 kommt 1 Geisteskranker auf 448 E. in Preussen, während das Verhältniss in Frankreich wie 1 : 444, in England wie 1 : 401 ist. Von allen Geisteskranken des Staates, 55,043 (28,002 M. 27,041 Fr.) befanden sich in Familien: 41,262 (20,993 M. und 20,269 Fr.) = 75 pCt., in Irrenanstalten 11,760 (6,086 M. und 5,674 Fr.) = 21,5 pCt., in Anstalten überhaupt 13,781 = 25 pCt. *)

Die Provinz **Brandenburg** mit 2,716,022 E. hat 7 öffentliche Anstalten, die Charité-Heilanstalt, die städtische Irrenpflegeanstalt, die Irrenheil- und Pflegeanstalt in Neustadt-Eberswalde, die Heil- und Pflegeanstalt in Sorau, die Abtheilung des städtischen Krankenhauses in Potsdam, des Landarmenhauses zu Wittstock, des Armenhauses zu Landsberg a. W., in denen Anfang 74 sich aufhielten 1,546 (785 M. 761 Fr.).

Ferner 20 Privatanstalten und zwar in Berlin (von Dr. Alba, Frau Schneider, Frau Rupp, Frau Preuss), 5 in Charlottenburg (von Dr. Edel, Dr. Filter, Dr. Sponholz, Frl. Prillwitz, Frl. Schultz), 2 in Schöneberg (von Dr. Levinstein, Frl. Hesselmeyer), 4 in Pankow (von Dr. Mendel, Reyer, Fr. Feyh, Frl. Wilczek), Grünerlinde bei Cöpenik, Bernau, Schweizerhof, Zehlendorf, und das Wilhelmsstift in Potsdam. In den letzteren waren Anfang. 74: 683 (230 M. 453 Fr.). Insgesammt 2,229 (1,015 M. 1,214 Fr.)

Nach der statist. Zählung von 1871 kommt 1 Geisteskranker auf 553 E., und zwar in Familien 1 : 914, in Anstalten 1 : 1400.

Die Provinz **Hannover** mit 1,937,637 Seelen hat 3 öffentliche Anstalten zu Hildesheim, Göttingen und Osnabrüch mit einem Krankenbestande von 1,299 (680 M. 619 Fr.). Ausserdem 5 Privatanstalten: zu Ilten, Münden, in Neusandhorst die de Buhr'sche und die Coordez'sche, in Langenhagen, mit einer Krankenzahl von 314 (185 M. 129 Fr.) Insgesammt 1,613 (865 M, 748 Fr.).

Nach der statist. Zählung von 1871 kommt 1 Geistesk. auf 336, wovon in Familien 1 : 465, in Anstalten 1 : 1,216.

Die Anstalt in Göttingen wird gleichzeitig als Klinik besucht.

Die Provinz **Hessen-Nassau** mit 1,396,137 Seelen hat 4 öffentliche Anstalten zu Frankfurt a. M., Eichberg, Haina, Merxhausen

---

*) Guttstadt, die Geiteskranke in den Irrenanstalten und ihre Zählung am 1. Dec. 1871. Berlin 1874 und Allg. Ztschr. f. Psych. Bd. XXXI. S. 610.

mit einem Bestande von 1,016 (485 M. 531 Fr.). Ausserdem 1 Privatanstalt zu Scheuern mit 33 (19 M. 14 Fr.). Insgesammt 1,049 (504 M. 545 Fr.). Eine neugebaute Heil- und Pflegeanstalt, gleichzeitig zum klinischen Unterrichte bestimmt, soll 1875 bei Marburg eröffnet werden.

Nach der statist. Zählung von 1871 kommt ein Geisteskr. auf 347 Seelen, wovon in Familien 1 : 467 und in Anstalten 1 : 1,343.

In den **Hohenzollern'schen** Landen mit 64,632 Seelen existirt eine öffentliche Heil- und Pflegeanstalt als Abth. des Fürst Carl Landesspitals mit einer Krankenzahl von 53 (26 M. 27 Fr.).

Die Provinz **Pommern** mit 1,445,635 E. hat die 3 öffentlichen Anstalten zu Rügenwalde, Greifswald und Stralsund mit einem Bestande von 226 Kranke (128 M. 98 Fr.). Ausserdem die Privatanstalt zu Kückenmühle mit 89 Kinder (60 M. 29 Fr.). Insgesammt Bestand 315 (188 M. 127 Fr.). Eine neugebaute Heil- und Pflegeanstalt zu Neckermünde wird 1875 eröffnet.

Nach der statistischen Zählung von 1871 kommt 1 Geisteskranker auf 1 : 523 Seelen und zwar sind in Familien ein 1 : 604, in Anstalten wie 1 : 3,919.

Die Provinz **Posen** mit 1,537,338 E. hat 2 öffentliche Anstalten in Owinsk und Posen mit 157 Kranke (82 M. 75 Fr.). Ausserdem sind 2 Privatanstalten vorhanden zu Kowanowko und Posen, in denen 39 (13 M. 26 Fr.) Bestand war. Insgesammt: 196 (95 M. 101 Fr.). Eine neue Heil- und Pflgeanstalt in relativer Verbindung mit der bisherigen in Owinsk sieht der Eröffnung entgegen.

Nach der statistischen Zählung von 1871 kommt 1 Geisteskranker auf 674 Seelen, in Familien wie 1 : 739, in Anstalten wie 1 : 7,689.

Die Provinz **Preussen** mit 3,135,430 E. hat 2 öffentliche Anstalten mit 712 (364 M. 348 Fr.). Ausserdem die Privatanstalt zu Rastenburg mit einem Bestande von 43 Idioten. Insgesammt 755.

Nach der statistischen Zählung von 1871 kommt 1 Geisteskranker auf 506 Seelen und zwar sind sie in Familien wie 1 : 581, in Anstalten wie 1 : 3,919.

Die Provinz **Rheinland** mit 3,416,278 Seelen hat 11 öffentliche Anstalten: zu Siegburg, Düsseldorf, Elberfeld, Wesel, Lindenberg, Bonn, Cöln, Trier, Aachen, Eupen, Andernach mit einem Krankenbestande von 1572 (722 M. 850 Fr.). Privatanstalten, der Zahl nach 24, sind in Aachen, Bendorf (des San.-R. Dr. Erlenmeyer und Dr. Colmant), Bonn, Coblenz, Cöln, Crefeld, Eitorf, Endenich, Gladbach (Hephata und Alexianer), Kaiserswerth, Kessenich, Lindenthal, Linz, Mariabrunn, Neuss, Niederzündorf, Pützchen, Sattig, Sayn (des Dr. Brosius und Dr. Jacobi), Waldbreitbach mit einem Krankenbestande von 1171 (778 M. 393 Fr.). Insgesammt: 2,743 (1,500 M. 1,243 Fr.). Fünf neue Anstalten, je eine für jeden Regierungsbezirk, zu deren Bau bisher $4\frac{1}{2}$ Million Thaler bewilligt sind, werden 1875 und 1876 eröffnet: zu Gerresheim, Bonn, Andernach, Düren, Merzig. Die Anstalt zu Bonn wird gleichzeitig als klinisches Institut benutzt werden.

Nach der statistischen Zählung von 1871 kommt 1 Geisteskranker (incl. Hohenzollern) auf 1 : 365, wovon in Familien 1 : 508, in Anstalten 1 : 1,294. — Im Regierungsbezirk Düsseldorf war 1872 nach Beyer*) das Verhältniss von 1 Geisteskranken zu 364,8 E.

Die Provinz **Sachsen** mit 2,067,066 E. hat 1 öffentliche Heil- und Pflegeanstalt zu Halle mit 597 Kranken (319 M. 278 W.), 4 Privatanstalten, die zu Carlsfeld, Dürremberg und die Idiotenanstalten zu Neinstedt und Hasserode, in ihnen 199 (100 M. 99 Fr.). Insgesammt 796 (419 M. 377 Fr.). Die Errichtung einer öffentlichen Heil- und Pflegeanstalt ist beschlossen. —

Nach der statistischen Zählung von 1871 kommt 1 Geisteskranker auf 514 Seelen, in Familien leben sie im Verhältniss von 1 : 672, in Anstalten wie 1 : 2,188.

Die Provinz **Schlesien** mit 3,585,752 E. hat 6 öffentliche

*) Beyer, Bericht über die Verwaltung und den Stand des Med.- und Veter.-Wesens des Regierungsbezirks Düsseldorf für 1872. Oberhausen 1874.

Anstalten: die Heilanstalt in Leubus, die Pflegeanstalten in Bunzlau, Plagwitz und Brieg, die städtische Irrenanstalt und das Armenhaus in Breslau. In ihnen war Anfang 1874 ein Bestand von 1087 (581 M. 506 Fr.). In den 8 Privatanstalten zu Pöpelwitz, Scheibe, Maria-Hilf, Görlitz, Schmiedeberg, Leschnitz, Craschnitz, Schreiberhau waren 289 (168 M. 121 Fr.). Insgesammt 1376 (749 M. 627 Fr.). Die neue Heil- und Pflegeanstalt zu Creuzburg sieht 1875 ihrer Vollendung entgegen. —

Nach der statistischen Zählung 1871 kommt 1 Geisteskranker auf 585 Bewohner und zwar leben davon in Familien im Verhältniss von 1 : 767, in Anstalten 1 : 2,473.

Die Provinz **Schleswig-Holstein** mit 995,873 Seelen hat 1 öffentliche Anstalt in Schleswig, in denen Anfang 1874: 725 Kranke (393 M. 332 Fr.) waren. Ferner 8 Privatanstalten: zu Hornheim bei Kiel, die Witt'sche und die des Dr. Stender in Schleswig, die Meyer'sche in Kiel mit einem Bestande von 233 (119 M. 114 Fr.). Ausserdem 4 Privatanstalten um Schleswig. Insgesammt 958 (512 M. 446 Fr.).

Nach den statistischen Zählungen von 1871 kommt 1 Geisteskranker auf 268 Seelen, wovon in Familien 1 : 435, in Anstalten 1 : 701.

Die Provinz **Westphalen** mit 1,775,379 Seelen hat 4 öffentliche Anstalten: zu Marsberg für katholische, Lengerich für evangelische Kranke, Gesecke, Münster, in denen Anfang 1874: 825 (443 M. 382 Fr.) Kranke waren. Die Katholiken verhalten sich zu den Evangelischen etwa wie 7 : 5. Privatanstalten sind in Telgte und Bielefeld, letztere für Epileptische, mit einer Krankenzahl von 112 (56 M. 56 Fr.). Insgesammt: 937 (499 M. 438 Fr.) —

Nach der statistischen Zählung von 1871 kommt 1 Geisteskranker auf 1 : 383, wovon in Familien 1 : 492 und in Anstalten 1 : 1,730.

Die **Reichslande Elsass-Lothringen** mit 1,533,637 E. hat 3 öffentliche Anstalten, die zu Stephansfeld, Gorze und Metz, in denen ein Krankenbestand von 840 (373 M. 467 Fr.) war. Dazu kommen die zur Zeit noch in Maréville verpflegten 340 Kranke, so dass im Ganzen 1180 Kranke (543 M. 637 Fr.)

in Anstalten sind. Das Hospiz St. Nicolaus in Metz wird nur in dringenden Fällen benutzt, bis die Kranken ein Unterkommen in Maréville finden. Das Asyl in Gorze ist eine Bezirksarmenanstalt und werden daselbst neben den eigentlichen Armen nur geistesschwache und harmlose blödsinnige Personen aufgenommen. Lothringen hat den Bau einer neuen Irrenanstalt in Saargemünd begonnen und der Ober-Elsass beabsichtigt in Züllisheim eine neue anzulegen. Der Unter-Elsass allein zählte 1871 1753 Geisteskranke.

Das Königreich **Bayern**

hat bei einer Seelenzahl von 4,824,421 Personen 11 öffentliche Anstalten mit einem Bestande von 2690 (1346 M. 1254 Fr.) und zwar in Bamberg, Bayreuth, Deggendorf, Erlangen, Frankenthal, Irsee, Klingenmünster, München, Prüll, Werneck, Würzburg. Ausserdem 5 Privatanstalten in Bayreuth, Ecksberg, St. Gilgenberg, Neuendettelsau, Polsingen mit einem Bestande von 310 (175 M. 135 Fr.). Insgesammt 2900 (1521 M. 1389 Fr.). Die Anstalten von Würzburg, München u. Erlangen werden zum klinischen Unterrichte mitbenutzt. An den öffentlichen Anstalten fungiren 29, an den privaten 7 Aerzte, insgesammt 36.

Das Königreich **Sachsen**

mit 2,556,244 Seelen hat 4 öffentliche Anstalten zu Sonnenstein, Colditz, Hubertusburg, Leipzig mit einem Krankenbestande von 2427 (1196 M. 1231 Fr.). Ebenso 5 Privatanstalten zu Dahlen, Dresden, Möckern, Pirna, Thonberg, in denen 143 (86 M. 57 Fr.) Kranke. Insgesammt 2570 Kranke (1282 M. 1288 Fr.). Für Leipzig ist im Anschlusse an die übrigen medicinischen Kliniken eine klinische Anstalt als Neubau projectirt, während als Irrenpflegeanstalt der Neubau zu Grossweitzchen nahezu vollendet ist. — An den öffentlichen Anstalten fungiren 14, an den privaten 9 Aerzte; insgesammt 23.

Das Königreich **Württemberg**

mit 1,778,479 Seelen hat 2 öffentliche Anstalten; die Heilanstalt zu Winnenthal und die Pflegeanstalt zu Zwiefalten mit

370 Kranke (225 M. 145 Fr.). Ausserdem 8 Privatanstalten zu Cannstadt, Gmünd, Göppingen, Kennenburg, Laichingen, Mariaberg, Pfullingen, Stetten mit 906 (495 M. 411 Fr.) Pfleglingen. Dies auffallende Verhältniss erklärt sich dadurch, dass die meisten Kranken des Staates auf Kosten desselben von den Privatanstalten behandelt und verpflegt werden. Insgesammt sind in den Anstalten 1276 (720 M. 556 Fr.). Eine neue Anstalt in Schüssenried soll 1875 eröffnet werden.

Das Grossherzogthum **Baden**

mit 1,461,562 E. hat 2 öffentliche Anstalten in Illenau und Pforzheim mit 949 (458 M. 491 Fr.) Kranken. Es beabsichtigt für seine beiden Universitäten 2 klinische Irrenanstalten bei Heidelberg und Freiburg zu erbauen.

Das Grossherzogthum **Hessen**

mit 852,894 E. hat 2 öffentliche Anstalten zu Heppenheim und Hofheim mit 666 (327 M. 339 Fr.). Ausserdem 1 Privatanstalt zu Darmstadt mit 38 (26 M. 12 Fr.). Insgesammt: 704 (353 M. 351 Fr.).

Das Grossherzogthum **Mecklenburg-Schwerin**

hat bei 557,897 E. 4 öffentliche Anstalten: die Heilanstalt zu Sachsenberg und die Pflegeanstalten zu Dömitz, Rostock und Schwerin. In ihnen beträgt die Krankenzahl 519 (281 M. 238 Fr.). Ein Erweiterungsbau der Heilanstalt in Sachsenberg ist beabsichtigt und ein vollendeter Neubau der Idiotenanstalt in Schwerin soeben bezogen.

Das Grossherzogthum **Mecklenburg-Strelitz**

hat bei 90,000 E. eine mit einem Arbeitshause in relativer Verbindung stehende öffentliche Anstalt mit einem Bestande von 71 (38 M. 33 Fr.) Kranken. Die Heilbaren werden wohl auch in die Heilanstalt Sachsenberg übergeben.

Grossherzogthum **Oldenburg**

mit 244,296 E. hat eine 1858 neuerbaute Heilanstalt zu Wehnen und eine Pflegeanstalt zu Blankenburg, in beiden eine Krankenzahl von 213 (108 M. 105 Fr.).

Grossherz. **Sachsen-Coburg-Gotha**, Herz. **Sachsen-Meiningen** und Fürst. **Schwarzburg-Rudolstadt**

mit 441,957 E. haben eine neu gebaute Heil- und Pflegeanstalt in Hildburghausen mit 184 Kranken (106 M. 78 Fr.). Zunächst für Sachsen-Meinungen errichtet finden durch Staatsvertrag vom 8. April 1869 50 Kranke aus dem Herz. Coburg-Gotha und 25 Kranke aus dem Fürst. Schwarzburg-Rudolstadt Aufnahme. 2 Aerzte sind an der Anstalt angestellt. Ausserdem ist eine Privatanstalt in Gotha mit 27 Kranken (10 M. 17 Fr.) und eine solche in Blankenburg in Th., erst Anfang 1874 eröffnet. — Insgesammt 201 Kranke (116 M. 95 Fr.).

Grossherz. **Sachsen-Weimar** und das Fürst. **Schwarzburg-Sondershausen,**

das erstere mit 286,183 E. und das letztere mit 67,191 E., insges. 353,374 E. sorgen derartig gemeinsam für ihre Geisteskranken, dass seit 1856 Schwarzburg-Sond. mit Weimar einen Vertrag abgeschlossen hat, wonach letzteres die Kranken von beiden in seine Anstalten aufnimmt. Diese sind die Irrenheilanstalt in Jena mit ihrem Filiale Cappellendorf und die Pflegeanstalt zu Blankenhain, zusammen mit 210 (116 M. 94 Fr.) Kranken. Die Irrenanstalt dient gleichzeitig zum klinischen Unterrichte. Ausserdem 1 Privatanstalt in Jena für Kranke, welche sich selbst noch zu leiten im Stande sind (1 M. 19 Fr.).

Herzogthum **Braunschweig**

hat für 302,792 Seelen 1 öffentliche Anstalt in Königslutter mit einem Bestande von 163 (87 M. 76 Fr.) Kranken und 2 Privatanstalten zu Blankenburg i. H. und Eckerode mit einem Bestande von 92 (44 M. 48 Fr.). Insgesammt: 255 (131 M. 124 Fr.).

Herzogthum **Anhalt**

mit 197,041 Seelen hat 2 öffentliche Irrenanstalten in Dessau und zwar eine selbständige Irrenanstalt und eine Irrenpflegeabtheilung im Siechenhause in Dessau. In ihnen werden 140 (57 M. 83 Fr.) verpflegt. Ein sehr zweckmässig in Pavillon-Styl in Bernburg aufgeführter Neubau wird 1875 die Kranken aus der Irrenanstalt in Dessau aufnehmen. Die Erziehungs- und Pflegeanstalten für blödsinnige Kinder in Prov. Sachsen sind vertragsmässig zu deren Aufnahme aus Anhalt verbunden. Abgesehen von dem Generalkostenbeitrage, welchen die Hzgl. Landarmendirection an jene Anstalten zahlt, wird für jedes Kind ein jährliches Pflegegeld von 70 Thlr. entrichtet, wovon die Hälfte aus dem Landarmen-Fonds und die andere Hälfte von den betreffenden Orts-Armenverbande gezahlt wird, insoweit die eigenen Mittel der zur Alimentation zunächst Verpflichteten nicht ausreichen. Zur Zeit befinden sich in Neinstedt 6 Knaben, im Asyl Kreuzhülfe 3 Mädchen und in der Erziehungsanstalt zu Hasserode 4 Mädchen aus Anhalt.

Herzogth. **Sachsen-Altenburg** und Fürstenth. **Reuss** ältere und jüngere Linie,

jenes mit 143,000 E. und diese mit 131,863 E. haben ihre Kranken in der Staatsanstalt zu Roda in Folge eines Staatsvertrages, den die letzteren, früher ohne Anstalt, mit Altenburg abgeschlossen haben. In der Anstalt zu Roda sind 210 Kranke (111 M. 99 Fr.)

Fürstenthum **Lippe-Detmold**

mit 112,000 E. hat eine selbstständige Heil- und Pflegeanstalt zu Brake mit 123 (53 M. 70 Fr.) Kranken.

Fürstenthum **Lippe-Schaumburg**

mit 31,186 E. hat keine eigene Irrenanstalt.

Fürstenthum **Waldeck**

mit 49,328 E. hat keine eigene Anstalt und schickt die Kranken in verschiedene benachbarte Anstalten.

Fürstenthum **Liechtenstein**

mit 8,320 E. hat keine Irrenanstalt. Unbekannt, was von Staatswegen für die armen Kranken geschieht.

Freie Stadt **Hamburg**

mit 338,974 E. hat 2 öffentliche Anstalten: die Irrenheil- und Pflegeanstalt zu Friedrichsberg und eine Irrenpflegeanstalt für weibliche Personen im allgemeinen Krankenhause, in beiden 661 (250 M. 411 Fr.). Ausserdem eine Privatanstalt in Alstendorf mit 132 schwachsinnigen Knaben und Mädchen. Insgesammt: 793 (316 M. 477 Fr.).

Freie Stadt **Bremen**

mit 121,000 E. hat eine mit dem allgemeinen Krankenhause verbundene Irrenanstalt, worin 70 Kranke (37 M. 33 Fr.), und lässt ausserdem 39 (19 M. 20 Fr.) Pfleglinge in den benachbarten Dörfern verpflegen, im Ganzen 109 (56 M. 53 Fr.). Ausserdem eine Privatanstalt in Rockwinkel mit 21 (10 M. 11 Fr.) Kranken. Insgesammt: 130 (66 M. 64 Fr.).

Freie Stadt **Lübeck**

mit 50,000 E. hat eine öffentliche Heil- und Pflegeanstalt mit 77 Kranken (31 M. 46 Fr.). Im Jahre 1870 wurde das nahe gelegene Landhaus Ruhleben erworben, um dort eine Irren-Colonie, d. h. ein Asyl für ruhige und arbeitsame Unheilbare zu errichten. Dort sind jetzt 17 (6 M. 11 Fr.). Daher in beiden 94 (37 M. 57 Fr.). — Ausserdem ist eine Privatanstalt von Frl. Schramm 1874 gegründet, welche für leichtere Formen von Seelenstörungen bei Frauen bestimmt ist.

Oesterreich.

Die deutschen Provinzen des Kaiserthums Oesterreich: Nieder-Oesterreich, Ober-Oesterreich, Salzburg, Tyrol, Böhmen, Mähren, Schlesien, Steyermark, Kärnthen, Gräz und Istrien, Krain mit 13,661,747 Seelen haben 15 öffentliche Anstalten zu Brünn, Feldhof, Hall, Klagenfurt, Klosterneuburg, Kosmanos, Laibach, Linz, Prag, Triest, Troppau, Salzburg*), Triest, Wien (Irrenanstalt und Beobachtungs-

*) Das Kronland Salzburg hat im Lande 265 Irre und 918 Idioten.

abtheilung des allgemeinen Krankenhauses), Ybbs. In ihnen sind 3903 Kranke (1982 M. 1921 Fr.). Ausserdem 5 Privatanstalten zu Döbling, Inzersdorf, Lainz, Wien (der Fr. Pabst) und Prag mit 218 Kranken (135 M. 83 Fr.). Von diesen Anstalten sind die Kranken in Troppau nach der Stadt Olbendorf verlegt. Gesammtsumme der Kranken in 20 Anstalten: 4121 (2117 M. 2004 Fr.). Die Anstalten in Wien, Prag und Hall werden zum klinischen Unterrichte verwendet. An den öffentlichen Anstalten fungiren 45, an den privaten 10 Aerzte, insgesammt 55.

Es existirt in Wien ein Verein für Psychiatrie und forensische Psychologie und ein von demselben herausgegebenes psychiatrisches Centralblatt.

Das Königreich **Böhmen** mit 5,153,602 E. hat eine aus 3 Gebäudegruppen bestehende Irrenheil- und Pflegeanstalt zu Prag und eine Irrenpflegeanstalt zu Kosmanos mit einem Krankenbestande von 1183 (608 M. 575 Fr.) und 1 Privatanstalt zu Prag mit 48 idioten Kindern (34 Kn. 14 M.), insgesammt 1231 (642 M. 589 Fr.). Die Anstalt zu Prag wird zum klinischen Unterrichte benutzt.

Herzogthum **Kärnthen** mit 342,656 E. hat 1 Heil- und Pflegeanstalt, Abtheilung des allgemeinen Krankenhauses zu Klagenfurt mit 39 Kranken (20 M. 19 Fr.). Die Errichtung einer Landesirrenanstalt ist längst beschlossen.

Herzogthum **Krain** mit 475,437 E. hat eine vom allgemeinen Krankenhause getrennte, aber unter gleicher Administration stehende Irrenheil- und Pflegeanstalt zu Laibach mit 65 Kranken (39 M. 26 Fr.).

Das **Küstenland** mit 566,666 E. hat 1 Heil- und Pflegeanstalt für das Land, die andere, Theil des allgemeinen Krankenhauses, für die Stadt Triest mit 136 Kranken (99 M. 37 Fr.).

Markgrafschaft **Mähren** mit 2,008,572 E. hat 1 Irrenheil- und Pflegeanstalt zu Brünn mit 423 Kranken (210 M. 213 Fr.).

Erzherzogthum **Nieder-Oesterreich** mit 1,762,000 E. hat 4 öffentliche Anstalten: die Landes-Irrenanstalt zu Wien, die psychiatrische Abtheilung des k. k. allgemeinen Krankenhauses zu Wien, die Irren-Siechen-Versorgungsanstalt in Klosterneuburg, die Irrenheil- und Pflegeanstalt zu Ybbs mit einem Krankenbestande von 1181 (570 M. 611 Fr.). Ausserdem 4 Privatanstalten: zu Wien (Frau Dr. Pabst), zu Döbling, zu Lainz und zu Inzersdorf mit 170 Kranken (101 M. 69 Fr.). Insgesammt 1351 (671 M. 680 Fr.). Die Landes-Irrenanstalt wird gleichzeitig als psychiatrische Klinik benutzt.

Erzherzogthum Ober-Oesterreich mit 731,579 hat 1 öffentliche Heil- und Pflegeanstalt Niedernhart bei Linz mit 266 Kranken (131 M. 135 Fr.).

Herzogthum Salzburg mit 151,410 E. hat 46 Kranke (19 M. 27 Fr.) in einem dazu adoptirten Kloster zu Salzburg, hat aber im Lande Irre 265, Idioten 918, insgesammt 1183.

Herzogthum Schlesien mit 493,825 E. hatte bis zum vorigen Jahre eine Irrenabtheilung im Heydrich'schen Krankenhause in Troppau mit 51 Kranken (29 M. 22 Fr.), die jetzt nach Olbendorf übergesiedelt sind.

Herzogthum Steyermark mit 1,100,000 E. hat eine neue Irrenheil- und Pflegeanstalt zu Feldhof bei Graz mit 262 Kranken (130 M. 132 Fr.). Die Anstalt wird zu klinischem Unterrichte benutzt.

Die gefürstete Grafschaft Tyrol mit 779,062 E. (437,543 Deutsche, 341,519 Italienern) hat eine öffentliche Anstalt zu Hall mit 251 Kranke (127 M. 124 Fr.), nachdem 1865 Vorarlberg eine eigene Landes-Irrenanstalt zu Valduna errichtet hatte. Obgleich 1868 ein Neubau die Aufnahme von 250 Kranken ermöglichte, erwies sich die Anstalt doch noch zu klein und der tyroler Landtag hat am 12. October 1874 beschlossen, eine zweite Landes-Irrenanstalt für Tyrol in dem italienischen Landestheile zu errichten. Die Anstalt zu Hall wird seit 3 Jahren auch zum klinischen Unterrichte für die Universität Insbruck benutzt.

Schweiz

mit 2,631,104 E. hat 18 öffentliche Anstalten mit 28 Aerzten und 13 private mit 13 Aerzte. In beiden waren Anfang 1874:

2,918 Kranke (1,367 M. und 1,551 Fr.) und zwar in den öffentlichen 2,669 (1,262 M. 1,407 Fr.) und in den privaten 249 (105 M. 144 Fr.). Die Kleinheit der Cantone, die demokratische Regierungsform, die Wohlhabenheit der einen Cantone mit der viel geringeren der anderen und die Lage im Mittelpunkte der civilisirten Welt haben eigenthümliche und auch für andere Staaten lehrreiche Verhältnisse in dem Irrenwesen hervorgerufen. Neben Prachtbauten in einzelnen Cantonen, deren Luxus den armen wie den reichen Kranken in ihnen zu Gute kommen soll, existirt in anderen noch gar keine Fürsorge. Auch Gebet-Heilanstalten fehlen nicht neben öffentlichen Anstalten, in denen allen Fortschritten der ärztlichen Einwirkung Rechnung getragen ist. Es fehlt nicht an Anstalten, die mit Arbeitshäusern verbunden sind, in manchen Cantonen werden die meisten Kranken zu Landleuten in Pflege gegeben und ausserordentlich Viele sind in Armenhäusern untergebracht. Trotz der grossen Zahl der Idioten in den Gebirgsthälern ist fast noch keine Fürsorge für sie getroffen und obwohl von dem Abendberge aus die Aufmerksamkeit des übrigen Europa auf das traurige Geschick der Cretinen gelenkt wurde, scheint durch die masslosen Heil-Versicherungen Guggenbühl's und dessen moralische Verirrungen die von ihm vertretene Sache wesentlich am Orte des Ursprunges gelitten zu haben.

An den Universitäten zu Basel, Bern und Zürich werden die Anstalten auch zum klinischen Unterricht benutzt. Seit mehreren Jahren hat sich ein Verein der Schweizerischen Irrenärzte constituirt und tagt jährlich in einer der grösseren Anstalten. Ein Verein zur Fürsorge für entlassene Irre existirt im Canton St. Gallen.

Die Irrenzählung vom 1. Dec. 1870, gleichzeitig mit der allgemeinen Volkszählung vorgenommen, welche für die Schweiz 7,764 Geisteskranke ergab, hat sich doch als unzuverlässig erwiesen und stimmt mit verschiedenen in einzelnen Cantonen vorgenommenen Specialzählungen durch Aerzte nicht überein, ja differirt in einzelnen Cantonen um einige 100. Dennoch kommt darnach in Bern 1 Kr. auf 180 E., in Aargau 1 auf 154, in Solothurn 1 auf 225, in Zürich 1 auf 192.

Canton **Aargau** mit 198,874 E. hat die grossartig und luxuriös angelegte Heil- und Pflegeanstalt Königsfelden mit 250 Plätzen. Eine grosse Zahl der ruhigen Kranken mit secundären Formen werden in den Gemeindehäusern verpflegt.

Canton **Appenzell** mit 60,000 E. hat keine öffentliche Irrenanstalt, nur eine private zu Walzenhausen mit 3 Kranken.

Canton **Baselstadt** mit 47,760 E. hat eine öffentliche Irrenanstalt als Abtheilung des städtischen Spitals und ein Versorgungshaus für Idioten, an Dem. sen., Epil. Leidende, mit einer Krankenzahl von 79 (27 M. 52 Fr.). Ferner eine Privatanstalt „zur Hoffnung" für 22 blödsinnige Kinder mit 22 (14 Kn. 8 M.). Insgesammt 101 (41 M. 60 Fr.).

Canton **Baselland** mit 54,000 E. hat eine öffentliche Irrenanstalt, ursprünglich Heil- und Pflegeanstalt, gegenwärtig nur letzteres, Abtheilung des Cantonspitales mit einer Krankenzahl von 95 (35 M. 60 Fr.). Eine Reorganisation ist schon lange beabsichtigt.

Canton **Bern** mit 467,141 E. hat seine 1854 neu erbaute für 230 Kranke bestimmte öffentliche Irrenheil- und Pflegeanstalt zu Waldau, nahm 1862, als alle Plätze besetzt waren, die bis dahin leer gestandene nebenanliegende alte Irrenanstalt zur Aushülfe und musste 1870 in einem nahe liegenden dazu angekauften Gute eine Filiale eröffnen, so dass sie Anfang 1874: 345 Kranke (154 M. 191 Fr.) beherbergen konnte. — Ausserdem sind 4 Privatanstalten „zur Hoffnung" bei Bern, zu Mett, Brüttelenbad, Münchenbachsee und Weissenheim mit 113 (39 M. 74 Fr.) Kranke. Insgesammt 458 (193 M. 265 Fr.).

Canton **Freiburg** mit 110,000 E. hat schon seit 1829 die Absicht gehabt, eine öffentliche Irrenanstalt zu bauen. Vor 32 Jahren begann man zu diesem Zwecke Fonds zu sammeln. 1871 beschloss der grosse Rath die Ausführung und begann den Bau zu Marsens, dessen Kostenveranschlag sich auf 1,236,000 Frcs. beziffert. Die Anstalt ist aus 9 getrennten Häusern projectirt und für 200 Kranke bestimmt. Man begann 1872 mit 2 Pavillons für Tobende und Unreinliche, doch auf ärztliche Reclamation wird das Wirthschaftsgebäude sofort errichtet und zwei weitere Kranken-Pavillons in 2—3 Jahren in Aussicht genommen.

Canton **St. Gallen** mit 190,000 E. hat 1 öffentliche Anstalt St. Pirminsberg mit 238 Kranken (123 M. 115 Fr.) und 1 Privatanstalt zu Wyl mit 15 Kranken (7 M. 8 Fr.). — Insgesammt 253 (130 M. 123 Fr.).

Canton **Genf** mit 93,000 E. hat eine Heil- und Pflegeanstalt, Asile des Vernets, nahe bei Genf, welche Anfang 1874: 137 (73 M. 64 Fr.) Kranke enthielt.

Eine Idiotenanstalt existirt nicht.

Canton **Glarus** mit 36,000 E. hat keine Irrenanstalt.

Canton **Graubündten** mit 90,713 E. hat eine, von 1839 bis 1855 in Fürstenau gewesene, seitdem in Realta eingerichtete Verwahrungsanstalt für unheilbare Irre, verbunden mit einer Correctionsanstalt. Jene enthielt Anfang 1874: 32 (24 M. 8 Fr.).

Canton **Luzern** mit 132,338 E., Ct. **Schwyz** mit 47,705 E., Ct. **Uri** mit 16,107 E., Ct. **Unterwalden** mit 26,116 E., Ct. **Zug** mit 20,993 E. haben bisher keine geordnete Irrenanstalt gehabt und zu Stans werden für Unterwalden 40 Kranke verpflegt. Schwyz und Uri haben keine weitere Fürsoge getroffen. Doch existiren eine Menge Waisen- und Armenanstalten, fast in jeder grösseren Gemeinde eine, in denen unheilbare Kranke untergebracht sind. Die meisten nehmen nur Kranke aus ihrer eigenen Gemeinde auf, einige, wie Schächtheim, Alterhofen in Ct. Luzern, Varnen in Obwalden, Altdorf in Uri haben auch solche anderer Gemeinden. Ebenso giebt es keine Anstalten für Idioten, die gleichfalls in den Armenhäusern untergebracht werden. In Unterwalden werden die meisten Kranken bei den Bauern auf dem Lande verpflegt.

Der Canton Luzern hat jedoch seit Nov. 1873 das grossartige Kloster St. Urban als Irrenheilanstalt adoptirt, das mit der Zeit 300 Kranke aufzunehmen im Stande ist. In ihm waren Anfang 74: 30 Kranke (11 M. 19 Fr.).

Canton **Neufchatel** mit 95,500 E. hat eine durch einen Mitbürger (von Meuron) auf eigene Kosten erbaute, dotirte und dem Canton geschenkte Anstalt, prachtvoll am See gelegen und luxuriös eingerichtet. Sie hatte Anfang 1874: 121 Kranke

(63 M. 58 Fr.). Dennoch genügt sie nicht mehr dem Bedürfnisse und der Bau einer Pflegeanstalt wäre erwünscht. Eine Idiotenanstalt existirt im Cantone nicht.

Canton **Schaffhausen** mit 36,000 E. beabsichtigt bei guter Finanzlage seit 1845 eine eigene Anstalt zu errichten, vermag aber nicht zur Ausführung zu kommen und sendet einzelne Kranke nach Münsterlingen, Zürich etc.

Canton **Solothurn** mit 74,600 E. hat eine neu erbaute Irrenheil- und Pflegeanstalt zu Rosegg bei Solothurn, welche Anfang 1874: 199 Kranke (91 M. 108 Fr.) enthielt. Eine kleine Colonie, fern von der Anstalt, lässt sich zu öconomischen Zwecken im Sommer trefflich verwerthen.

Canton **Tessin** mit 121,690 E. hat keine Anstalten und keine amtliche resp. staatliche Obsorge für Geisteskranke.

Canton **Thurgau** mit 100,000 E. hat eine öffentliche Anstalt zu Münsterlingen (die Kranken zahlen im ersten Halbjahre der Krankheit keine Verpflegungsgelder, daher frühe Eintritte und gute Genesungsstatistik) und die öffentliche Anstalt Catharinenthal für unheilbare Irre und für Greise, beide mit 290 Kranke (122 M. 168 Fr.). Ausserdem die Privatanstalten Bellevue und Altnau mit 50 Kranke (25 M. 25 Fr.). Insgesammt 340 (147 M. 193 Fr.).

Canton **Waadt** mit 231,000 E. hat eine öffentliche Heil- und Pflegeanstalt zu Bois-de-Cery mit 256 Kranken (133 M. 123 Fr.) und eine Privatanstalt, durch eine Actiengesellschaft entstanden, Metairie bei Nyon, so wie Etoy bei Aubonne mit 31 (17 M. 14 Fr.). Insgesammt 287 Kranke (150 M. 137 Fr.). Die von Lunier (Ann. med. psych. 1867) erwähnte zu Chat. Vennes ist eingegangen.

Canton **Wallis** mit 96,700 E. hat in Sitten mit 40 Kr. eine Anstalt u. keine amtliche resp. staatliche Obsorge für Geisteskranke.

Canton **Zürich** mit 284,867 E. besitzt 2 öffentliche Anstalten, die Heilanstalt Burghölzli bei Zürich und die Pflegeanstalt zu Rheinau, in letzterer mit ca. $^5/_8$ Psychosen. Beide haben 597 Irre (281 M. 316 Fr.). Ferner 1 Privatanstalt in Stammheim mit 5 Kranke (3 M. 2 Fr.) und eine Idiotenanstalt in Hottingen mit 10 Mädchen. Insgesammt 612 (284 M.

328 Fr.). Ausserdem kleinere Pensionen in der Umgegend des Züricher Sees. An dem letzteren liegen noch zwei Betheilanstalten, wo Geisteskranke durch Gebet und Händeauflegen geheilt werden sollen. In Männedorf werden in dieser Weise unter der Leitung eines gewissen Zeller 50 Kranke in einer Anstalt behandelt und die Heduiger'sche Anstalt in Mönchhof bei Kilchberg zählt durchschnittlich ebenfalls 50 Curanden, meist „Psychosen."

Russland.

Ostseeprovinzen. In den drei Ostseeprovinzen Russlands mit 1,910,500 E. existiren 3 öffentliche Anstalten: 1) die Irrenheil- und Pflegeanstalt für Livland zu Alexanderhöhe, 2) die Irrenheil- und Pflegeanstalt zu Rothenburg für die Stadt Riga, 3) die Irren-Pflegeanstalt in Mitau für Curland. Ferner die Privatanstalten des Dr. Girgensohn in Wolmar (Livland). Esthland hat keine Irrenanstalt (das Diaconissen-Krankenhaus in Reval soll eine Abtheilung für einige Geisteskranke als Nothbehelf haben). Für blödsinnige Kinder existirt noch eine Privatanstalt unter der Direction der Frau Wittwe Platz. In den öffentlichen Anstalten 237 (119 M. 118 Fr.), in den privaten 20 (10 M. 10 Fr.). Insgesammt 257 (129 M. 128 Fr.).

Es kommt daher mit Esthland 1 Anstaltspflegling auf 8,103, und ohne Esthland ein solcher auf 6,700. In der Stadt Riga kommt 1 Anstaltskranker auf 1,360 E.

Verhältniss der Kranken in den öffentlichen Anstalten zu der Seelenzahl der einzelnen Länder und Vergleich einiger Staaten mit der 1852 ausgeführten Zählung.*)

		1864	1852
1.	Canton Turgau	1 : 341	
2.	- Solothurn	1 : 374	
3.	- Zürich	1 : 476	
4.	Lübeck	1 : 532	1376
5.	Hamburg	1 : 511	339
6.	Canton Baselland	1 : 567	
7.	- Baselstadt	1 : 604	
8.	- Genf	1 : 678	
9.	- Neufchatel	1 : 788	
10.	- Aargau	1 : 795	
11.	- St. Gallen	1 : 798	
12.	- Waadt	1 : 906	
13.	Detmold	1 : 915	1472
14.	Schweiz	1 : 985	
15.	Königreich Sachsen	1 : 1053	2519
16.	Mecklenburg Schwerin	1 : 1074	2017
17.	Bremen	1 : 1110	2576
18.	Oldenburg	1 : 1146	3375
19.	Hohenzollern	1 : 1219	6000
20.	Mecklenburg Strelitz	1 : 1253	
21.	Grossherzogthum Hessen	1 : 1280	2361
22.	Altenburg und Reuss	1 : 1309	1828
23.	Canton Bern	1 : 1354	
24.	Schleswig-Holstein	1 : 1373	1895
25.	Hessen-Nassau	1 : 1374	
26.	Anhalt	1 : 1407	3083
27.	Nieder-Oesterreich	1 : 1492	2163

* Lähr, über Irrsein und Irrenanstalten. Halle. Pfeffer. 1852. S. 239.

		1864	1852
28.	Baden	1 : 1540	2316
29.	Hannover	1 : 1542	3185
30.	Weimar, Sondershausen . .	1 : 1682	
31.	Provinz Brandenburg . . .	1 : 1758	3245
32.	Reichslande	1 : 1825	
33.	Baiern	1 : 1855	6019
34.	Braunschweig	1 : 1857	4427
35.	Deutschland	1 : 1934	
36.	Provinz Westfalen	1 : 2152	5385
37.	Rheinland	1 : 2173	3216
38.	Coburg, Meiningen, Rudolstadt	1 : 2363	
39.	Canton Wallis	1 : 2417	
40.	Königreich Preussen . . .	1 : 2419	5350
41.	Würtemberg	1 : 2427	6527
42.	Ober-Oesterreich	1 : 2750	
43.	Canton Graubünden	1 : 2803	6315
44.	Tyrol	1 : 3104	6250
45.	Salzburg	1 : 3291	9500
46.	Schlesien	1 : 3298	6593
47.	Provinz Sachsen	1 : 3462	5365
48.	Oesterreich	1 : 3500	6855
49.	Küstenland	1 : 4166	4166
50.	Steyermark	1 : 4198	5815
51.	Böhmen	1 : 4356	9311
52.	Provinz Preussen	1 : 4403	16021
53.	Mähren	1 : 4748	19584
54.	Pommern	1 : 6396	10235
55.	Kurland und Livland. . . .	1 : 6700	
56.	Krain	1 : 7314	20833
57.	Ostsee-Provinzen	1 : 8103	
58.	Kärnthen	1 : 8786	10625
59.	Oestr.-Schlesien.	1 : 9682	
60.	Posen	1 : 9791.	

Nachtrag,

während des Druckes vervollständigt.

Basel cf. S. 6.

In der Privat-Idiotenanstalt „zur Hoffnung" sind von den 22 Kindern: 14 Kn. 8 Mädch. Arzt Dr. Haagen. Die Anstalt besteht seit 1857.

Craschnitz cf. S. 27.

Bestand Anf.	1874:	132 (77 M. 55 W.)
Verpflegt	1873:	152
Aufgenommen .	„	27 (14 M. 13 W.)
Entlassen	„	12
Gestorben . . .	„	11.

Leider fehlen die Mittel, die meist auf unentgeltliche Verpflegung lautenden Aufnahmegesuche zu erfüllen und die an die Staatsregierung gerichteten Bitten um Unterstützung und Gewährung von Haus- und Kirchencollecten wurden abschläglich beschieden. Das Stift ist nur allein auf die zu zahlenden Pensionen und die freie Wohlthätigkeit angewiesen. Der Neubau wurde 1872 von den männlichen Pfleglingen bezogen und das alte Haus verblieb den weiblichen Pfleglingen und den Diaconissinnen. Die Provinzialstände der Provinz Schlesien gewährten für 1873 1600 Thlr., die von Posen 1000 Thlr., die der Oberlausitz 50 Thlr., zum Neubau gaben die ersten 1000 Thlr. Ausgaben ohne Neubau für 1863: 14,953 Thlr. Klage über Mangel an Pflegerinnen.

Hall (Kronl. Tyrol) cf. S. 49.

Ausgaben: 75,429 Fl. (20,791 der Admin., 54,637 der

Verpfl.) bei 90,549 Verpflegungstagen der Kranken, 14,855 des Verpflegungspersonals.

Angestellt: 3 Aerzte, Kaplan, Verwalter, Controlleur, Admin.-Praktikant, Diurnist, Portier, Haus- u. Küchendiener, Oberwärter, Oberwärterin und Wäschebesorgerin, 22 Wärter, 20 Wärterinnen, Hausmaurer und Heizer, Haustischler; insgesammt 56.

Pensionsberechtigt: Beamte, die anderen bis incl. Wartpersonal provisionsfähig, die letzten gegen kündbaren Contract angestellt. Beim Wartpersonal beginnt die Provisionsfähigkeit nach Vollendung 10jährigen Dienstes.

Dient zum klinischen Unterricht. Seit 3 Jahren hält der Director in jedem Sommer-Semester theoretische Vorlesungen an der Universität zu Innsbruck und klinischen Unterricht in der Anstalt. Ebenso werden Aerzte als unentgeldliche Praktikanten aufgenommen.

Besteht seit 1830. Früher ein Klarisserinnenkloster, 1783 aufgehoben, während 1820—30 zu einer Provinzialanstalt für 80 Geisteskranke umgestaltet, 1845 mit einem Bau für 20 Tobende versehen, bis 1865 Staatsanstalt, von da ab Provinzialanstalt als „tyrolische Landes-Irrenanstalt." Ein Neubau 1868 aufgeführt, für die Frauen bestimmt, daher 250 Kranke (125 M. 125 Fr.). Dennoch zu klein und der Landtag beschloss am 12. October 1874 eine 2. Landes-Irrenanstalt für Tyrol in dem italienischen Landestheile zu errichten.

Veröffentlicht: „Beschreibung der Prov.-Irrenheilanstalt zu Hall in Tyrol von J. Tschallener. Innsbruck, Wagner 1842." „Mechan. Zwang etc. von Dr. Stolz, Allg. Zeitschr. für Psych. XXV. 4." „Bemerk. über die Tyroler Landes-Irrenanstalt in Hall von Dr. J. Stolz. Innsbruck, Wagner 1869."

Hofheim (Grossh. Hessen) cf. S. 55.

Seit 1874 aufgehoben: Rentmeister, Bierbrauer mit einem Gesellen, Schustergesell, Oeconomiemagd. Statt 4 Büreaugehilfen jetzt 3. In der Schuhmacherei angestellt: Schuhmacher und ein Gesell.

Jena (Grossh. Sachsen-Weimar) cf. S. 60.

1. Grossh. S. Irren-Heil- und Pflegeanstalt zu Jena mit der Filial-Irrenanstalt (Colonie) Capellendorf. Dieselbe ist sowohl Landesanstalt für das Grossh. Weimar, als auch auf Grund des Staatsvertrages vom März 1858 für das Fürstenthum Schwarzburg-Sondershausen.

Jena:	Bestand Anf.	1874:	70 (34 M. 36 Fr.)
	Verpflegt	1873:	135 (73 M. 62 Fr.)
	Aufgenommen .	„	67 (40 M. 27 Fr.)
	Entlassen . . .	„	49 (27 M. 22 Fr.)
	Gestorben . . .	„	12 (10 M. 2 Fr.)
Capellendorf:	Bestand Anf.	1874:	42 (32 M. 10 Fr.)
	Verpflegt	1873:	55 (45 M. 10 Fr.)
	Aufgenommen .	„	15 (12 M. 3 Fr.)
			aus der Anstalt 9 M. und 3 Fr.
	Gestorben . . .	1873:	1 (1 M. — Fr.).

Ausgabe in Jena: 12,847 Thlr. (Admin. 5698, Verpfl. 7149), wovon 371 Thlr. Arbeiterverdienst abgehen. 26,177 Verpflegungstage der Pfleglinge, 2849 der Angestellten. Der Kranke kostet an Verpflegung 7 Sgr. 9 Pf. pro Tag, oder incl. Verwaltungskosten 14 Sgr. 2 Pf. pro Tag.

Ausgabe in Capellendorf: 6481 Thlr. (Admin. 3141, Verpfleg. 3340), wovon 946 Thlr. Arbeiterverdienst abgehen. 14,113 Verpflegungstage der Pfleglinge und 2956 der Angestellten. Der Kranke kostet an Verpflegung 5 Sgr. 2 Pf. pro Tag oder incl. Verwaltung 11 Sgr. 2 Pf. pro Tag.

Angestellt in Jena: Director, Kassenrendant und Secretair, Inspector, Verwaltungsgehilfe (letzte 3 zugleich für Landkrankenhaus u. Entbindungshaus), Hilfsarzt, Oberwärter und Werkführer, 3 Wärter, Oberwärterin, 2 Wärterinnen.

In Capellendorf: Hilfsarzt, Inspector und Oeconom, 5 Wärter, Wärterin.

Pensionsberechtigt sind die 3 ersten Beamten.

Die Anstalt in Jena dient zum klinischen Unterricht. Die Klinik, dreimal wöchentlich, wird von den Studirenden der Medicin und den Hilfsärzten der übrigen Landesheilanstalten seit etwa 7 Jahren fleissig besucht.

Die Irren-Heil- und Pflegeanstalt zu Jena wurde gegründet im Jahre 1804 und war bis zum Jahre 1822 mit dem Landkrankenhaus verbunden. Jetzt ist sie selbständige Anstalt, liegt aber im Complex der Landes-Heilanstalten und trägt alle daraus resultirenden Inconvenienzen. Das Gebäude ist alt und wenig zweckmässig für rationelle Irrenbehandlung, es ist deshalb der Neubau einer Irren-Heilanstalt in Jena für 130—150 Kranke projectirt und wird voraussichtlich im Frühling 1875 mit dem Bau begonnen werden.

Die Colonie im Schlosse zu Capellendorf (1¾ Stunden von Jena entfernt liegend) wurde am 1. Januar 1866 unter Einrichtung und Leitung des jetzigen Directors bezogen. Auf dem Grunde des noch zum Theil als höchst romantische Ruine bestehenden Stammschlosses des Grafen von Kirchberg (zerstört im thüringer Bruderkriege) ist der südliche und westliche Flügel ausgebaut und früher als Rentamt mit Amtswohnung benutzt worden. Jetzt enthält der südliche Flügel die Administration, die Inspector- und Arztwohnung, Küche und Wohnraum der weiblichen Pfleglinge, der westliche Flügel in hohen, luftigen, sehr zweckmässigen Räumen die Wohnungen der männlichen Pfleglinge und die Arbeitssäle. Die Anstalt besitzt nur etwa 14 Morgen Acker und Gartenland, dagegen schöne Wirthschaftsräume, Scheunen und Ställe, einen grossen Oeconomiehof und Garten. Die kräftigeren Arbeiter werden zur Betreibung der Anstalts-Oeconomie verwandt, aber auch unter ärztlicher Controle und Auswahl zu Accord- und Tagelohnarbeiten den benachbarten Gutsbesitzern überlassen. Die schwächlicheren Pfleglinge beschäftigen sich mit Stroh- und Korbflechterei. Tischler-, Papparbeiten u. dgl. werden nach den Fähigkeiten ausgeführt. Die weiblichen Pfleglinge besorgen das Stallvieh, die Küche oder beschäftigen sich für Lohn mit Federschleissen und Strümpfestricken. Aufnahme finden daselbst ruhige, leicht lenksame Kranke mit Secundärpsychosen, aber auch Reconvalescenten, selbst Kranke ersten Tarifs, für die der gesunde, wohlthuende Landaufenthalt günstig ist oder die wieder an Arbeit und Freiheit gewöhnt werden sollen.

2. Privatanstalt für Nervenleiden und leichtere psychische Störungen.

Besitzer und Director: Prof. Dr. F. Siebert. — Station Jena.

Die Anstalt ist bestimmt: 1) für Nervenleiden jeder Art, Residuen schwerer anderweitiger Krankheiten, in das Bereich der sogen. Spinalhyperästhesie (Spinalirritation) fallende Störungen, Neuralgien und Lähmungen; 2) leichtere psychische Störungen, bei denen Beschränkung der persönlichen Freiheit noch nicht nöthig ist, als: melancholische Verstimmungen und Hypochondrie, geringere Grade geistiger Schwächezustände. Dagegen sind Formen von Manie und Wahnsinn als das familiale Zusammenleben allzusehr störend ausgeschlossen; 3) Hysterie und chronische Frauenkrankheiten, anämische Zustände und hartnäckige Bleichsucht; 4) Lungen- und Herzkrankheiten in überhaupt noch ärztlich bekämpfbaren Formen und Stadien.

Bestand . . . . Anfang	1874:	20	(1 M. 19 Fr.)
Verpflegt	1873:	38	(9 M. 29 Fr.)
Aufgenommen	„	28	(7 M. 21 Fr.)
Entlassen	„	26	(8 M. 18 Fr.)
Gestorben	1873:	—	(— M. — Fr.)
In die Irrenanst. abgel. .	„	1	(1 M. — Fr.).

Prof. Siebert will die Anstalt nicht „Privat-Irrenanstalt“ bezeichnet wissen. Früher waren Asyle für Nervenkranke, bei denen Symptome psychischer Alienation nach einer oder der anderen Weise nicht ausbleiben können, oft „verschämte Privat-Irrenanstalten“, jetzt macht man „offene Anstalten für Nervenkranke und leichte Verstimmte“ daraus und glaubt mit diesen „die Irrenanstalten zu entlasten“. Es scheint dies auf einer Verwirrung der Begriffe zu beruhen und der Irrthum in der Begrenzung des Begriffes „Geisteskranke“ zu liegen. Psychopathische Erscheinungen mischen sich womöglich in jede acute und chronische Krankheit, begleiten als remarquable Symptome, als Depression, reizbare, selbst exaltirte Stimmungen das ganze Heer der anämischen Zustände, Frauenkrankheiten (Hysterie), Hypochondrie und

Spinalhyperästhesie u. s. w. und doch kann man solche Kranke nicht als „Geisteskranke" im eigentlichen Sinne des Wortes bezeichnen und wenn man solche Kranke, weil in der häuslichen Behandlung keine guten Effecte zu erzielen sind, in das ärztliche Pensionat nimmt, so ist die Bezeichnung einer Privat-Irrenanstalt etwa mit dem Zusatz „freie Verpflegung" offenbar zweifelhaft. Für Dr. S. geht der Geisteskranke im engeren Sinne erst da an, wo der Pat. temporär oder constant der freien Selbstbestimmung mehr oder weniger ledig geworden ist, wo der Wille eines Anderen für ihn eintreten muss. Jetzt, mit der Beschränkung des Eigenwillens beginnt die Aufgabe zweckmässigster Irrenverpflegung für den Arzt wie für den Staat, d. h. die Irrenanstalt. In diesem Sinne hat Dr. S. keine Privat-Irrenanstalt, sondern nur eine solche für Nervenleidende, bei denen er nur so weit seinen Willen geltend machen muss, als dies der Arzt dem Patienten gegenüber überhaupt thut. Nr. 2 seines Programmes erscheint ihm noch nicht präcis ausgedrückt. Die Erfahrung machte ihn immer vorsichtiger, namentlich nachdem er ein paar Mal mit Melancholischen ohne alle Delirien, aber mit zeitweiser Präcordialangst sich grosse Verlegenheiten bereitet hatte. Er gab dem grossen Drängen der Familien nach und nahm Kranke auf, welche seiner Begrenzung nach bereits in die Irrenanstalt gehörten, doch that er dies immer mit dem Vorbehalt, dass es ihm gestattet sein müsste, so bald er es für nöthig hielt, die Kranken auf die ein paar Hundert Schritt entfernte Landes-Irrenanstalt zu translociren. Meist hatte er auch diese Concession zu bereuen und nur selten wurde etwas Gutes geschaffen. Die Kranken mussten wie in der Irrenanstalt bewacht und abgeschlossen werden, oder irritirten die anderen Nervenkranken auf das äusserste, die ja viel scheuer solchen Kranken gegenüber sind als gesunde Laien.

Linz am Rhein.

Privat-Pflegeanstalt für geistesschwache Pensionärinnen, geleitet von den Schwestern z. heil. Franziskus zu Linz am Rhein. Eisenbahnstation. Arzt Dr. Weissenfels.

Bestand Anf. 1874: 12 Fr.
Verpflegt . . . . 1873: 14 Fr.
Aufgenommen . „ 4 Fr.
Entlassen . . . „ 2 Fr.

Besteht seit 1852, unter der gegenwärtigen Leitung seit 1852.

Münster (Westphalen) cf. S. 86.

Nach Mittheilung der Armen-Commission zu Münster existirt daselbst eine Irrenpflegeanstalt nicht, die Stadt übergiebt vielmehr ihre Geisteskranke gegen Zahlung den Provinzial-Irrenanstalten.

Olbersdorf (Oesterr. Schlesien).

Selbständige Landes-Irrenpflegeanstalt für Oestr. Schlesien, eröffnet den 3. Juli 1873. Bis Ende Dec. 1873 29 Personen aufgenommen, davon 3 entlassen und 4 sind gestorben.

Director: Dr. med. J. Friedrich. Station Olbersdorf.

Scheibe bei Glatz cf. S. 117.

Privat-Irrenanstalt, mit Corporationsrechten ausgestattet, zunächst für die Grafschaft Glatz, doch werden auch andere Kranke aufgenommen. Abtheilung eines allgemeinen Krankenhauses in selbständigen Gebäuden.

Vorsteher: Rendant und Anstaltspfarrer Fürstbisch. Notarius Conrad, dirig. und in der Anstalt wohnender Arzt Dr. Eicke.

Behörde: Regier. zu Breslau. — Station Glatz.

Bestand Anf. 1874: 71 (36 M. 35 W.)
Verpflegt 1873: 102
Aufgenommen . „ 42
Entlassen . . . „ 24
Gestorben . . . „ 7.

Angestellt: Arzt, Pfarrer, Vorsteherin der barmherzigen Schwestern, welcher die Aufsicht über die Pflegerinnen und die Oeconomie des Hauses obliegt, 10 Pflegeschwestern, 4 männliche Wärter, 4 Schwestern zur Besorgung von Küche und Wäsche.

1868 im jetzigen Umfange erbaut. Jährliche Berichte an die Königl. Regierung zu Breslau.

Schussenried (in Würtemberg) cf. S. 123.

Königl. Heil- und Pflegeanstalt, öffentliche und selbstständige Anstalt.

Director und Chefarzt: Dr. Ast, 2. Arzt Dr. K. Majer.

Behörde: Königl. Aufsichtscommission für die Staatskrankenanstalten zu Stuttgart. — Station Schussenried zwischen Ulm und Friedrichshafen.

Die Anstalt ist für 300 Kranke bestimmt und soll Februar 1875 theilweise eröffnet werden. Schon seit Jahren ist der Plan gefasst und verfolgt im ehemaligen Prämonstratenser-Kloster Sch. — gestiftet 1183 und aufgehoben 1803 — eine Irrenanstalt einzurichten. Es wurden von den Ständen bewilligt 800,879 Fl. und zwar für die Kosten der Freimachung des „Schlosses" 84,425 Fl., für eigentliche Baukosten 615,764 Fl., für die Mobilieneinrichtung 100,679 Fl. Das dazu gehörige Grundeigenthum ist ein bedeutendes und kann daher der Anstalt beliebig gewährt werden. Zu dem alten Bau kommen bedeutende Neubaue. Jener stammt aus der Mitte des vor. Jahrhunderts und imponirt durch seine bedeutenden Dimensionen wie durch schöne Massverhältnisse. Koch- und Waschküche befinden sich im Souterrain des Hauptgebäudes. Der Dampf aus dem danebenliegenden Kesselhause dient zum Heizen, Kochen und zur Wäscherei, sowie als Motor der Wasserpumpe, welche hergeleitetes Quellwasser in die Reservoirs treibt, und des Ventilators für die Luft in den Neubauten. Im Hauptgebäude sind Oefen — „Dampf-Wasser-Oefen" —. In den Neubauten erwärmt sich die eingetriebene Luft in subterranen, mit Dampfrohrspiralen gefüllten Heizkammern. Die gesammten Dampfeinrichtungen sind von den Gebrüdern Sulzer in Winterthur. Beleuchtung durch eigene Gasanstalt. Abtrittssystem: Abfuhr mit Tonnen.

Wolmar (Ostseeprovinzen) cf. S. 141.

Familienpensionat des Coll.-Rathes Dr. med. Girgensohn

in Wolmar dei Station **Riga**. — Bestand Anfang 1874: 6 (2 M. 4 Fr.).

Dr. G. zog 1851 von Petersburg nach Wolmar und hat bis jetzt 203 Kranke behandelt, (108 M. 95 W.), von denen 130 genasen, 15 wiedererkrankten, ungenesen abgingen 62 und 5 starben. Für den Bestand von 6 Kranken, 2 Wärter und 3 Wärterinnen. Besonders lärmende und schmutzige Kranke sind von der Aufnahme ausgeschlossen. Eine Concession als Anstalt lag nicht im Plane. Für die Bauern waren ein paar Zimmer im Stadthospitale disponibel, doch war die Behandlung dort schwieriger, weil es an Wärterin fehlte. Es wurden daselbst 1873: 19 Kr. gepflegt (8 M. 11 W.), von denen 9 (3 M. 6 Fr.) genasen, 1 starb und 9 krank entlassen wurden.

Reichslande cf. 160.

Stephansfeld ist nur auf 600 Kranke berechnet. Elsass-Lothringen hat 3,244 Irre oder 1 auf 428, Unter-Elsass 1839 oder 1 auf 424. Dr. Pelman (Verwaltungsbericht für das Jahr 1873) glaubt 1 auf 300 annehmen zu dürfen.

Druckfehler:

S. 141 Z. 2 von unten lies „Wolmar“ statt Welmar. S. 155 Z. 14 von unten statt 4: 6; Z. 16 statt 4: 1; Z. 17 statt 7: 3; Z. 18 statt 7: 8; Z. 5 von oben lies statt 242: 247 (124 öffentl. und 123 private). S. 156 Z. 16 von oben statt Neuwied, Heuser, „C. Heilbronn“. S. 157 Z. 3 von unten ken statt ke S. 158 Z. 18 von oben statt Ne Ue. S. 160 Z. 6 von unten lies Prov. Westphalen hat 1811 Irre (919 M. 892 Fr.) und 2747 Blödsinnige (1544 M. 1203 W.).

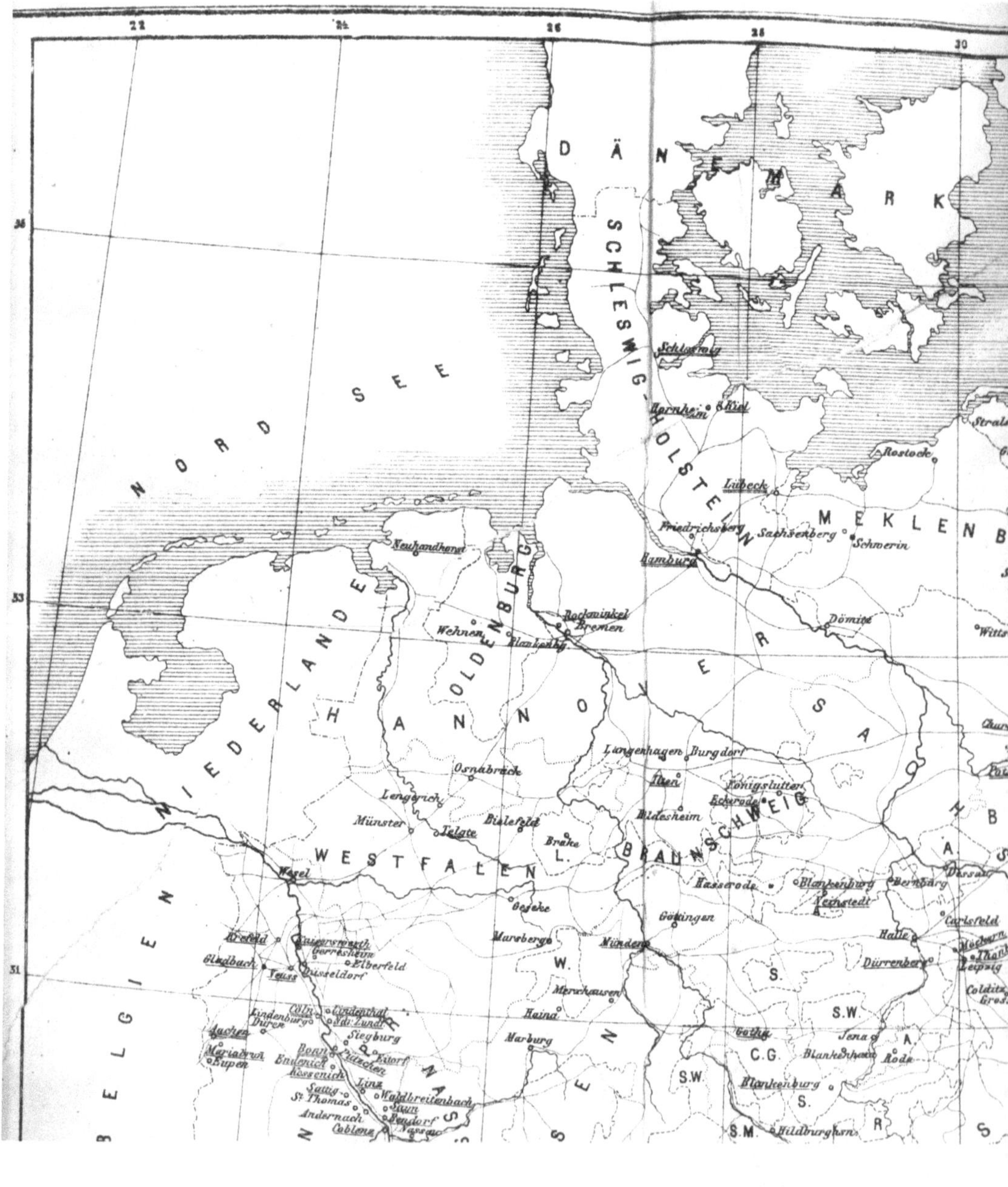

22
24
26
28
30
NORD SEE
DÄNEMARK
SCHLESWIG-HOLSTEIN
Schleswig
Kiel
Rostock
Lübeck
Friedrichsberg
Sachsenberg
Schwerin
MEKLENB
Hamburg
Neuhandhorst
NIEDERLANDE
OLDENBURG
Bremen
Wehnen
Dömitz
HANNOVER
SACHS
Langenhagen
Burgdorf
Osnabrück
Lengerich
Münster
Telgte
Bielefeld
Brake
Königslutter
Hildesheim
BRAUNSCHWEIG
WESTFALEN
Wesel
Hasserode
Blankenburg
Bernburg
Göttingen
Geseke
Krefeld
Kaiserswerth
Gerresheim
Elberfeld
Düsseldorf
Neuss
Marsberg
Münden
Halle
Dürrenberg
Leipzig
Merxhausen
Haina
Marburg
Cöln
Lindenthal
Lindenburg
Düren
Aachen
Siegburg
Bonn
Eitorf
Eupen
Endenich
Kessenich
Linz
Waldbreitenbach
Sattig
St Thomas
Andernach
Bendorf
Coblenz
Gotha
Jena
Blankenhain
Roda
Blankenburg
Hildburghsn
BELGIEN
HESSEN

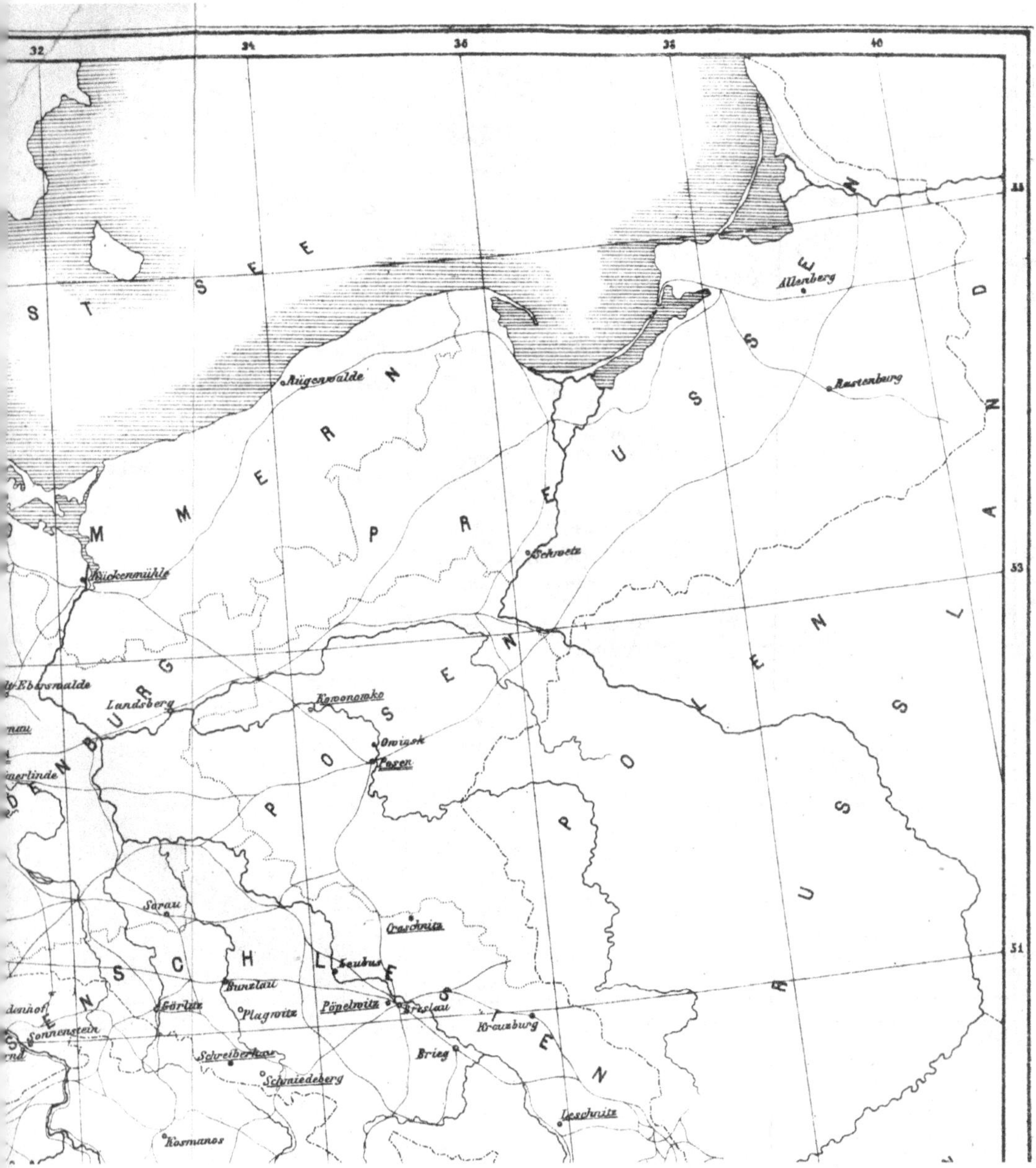

32
34
36
38
40
55
53
51
OSTSEE
POMMERN
PREUSSEN
POSEN
POLEN
RUSSLAND
SCHLESIEN
Rügenwalde
Schwetz
Allenberg
Rastenburg
Landsberg
Owinsk
Posen
Sarau
Leubus
Bunzlau
Görlitz
Plagwitz
Pöpelwitz
Breslau
Kreuzburg
Brieg
Schmiedeberg
Leschnitz
Kosmanos
Sonnenstein

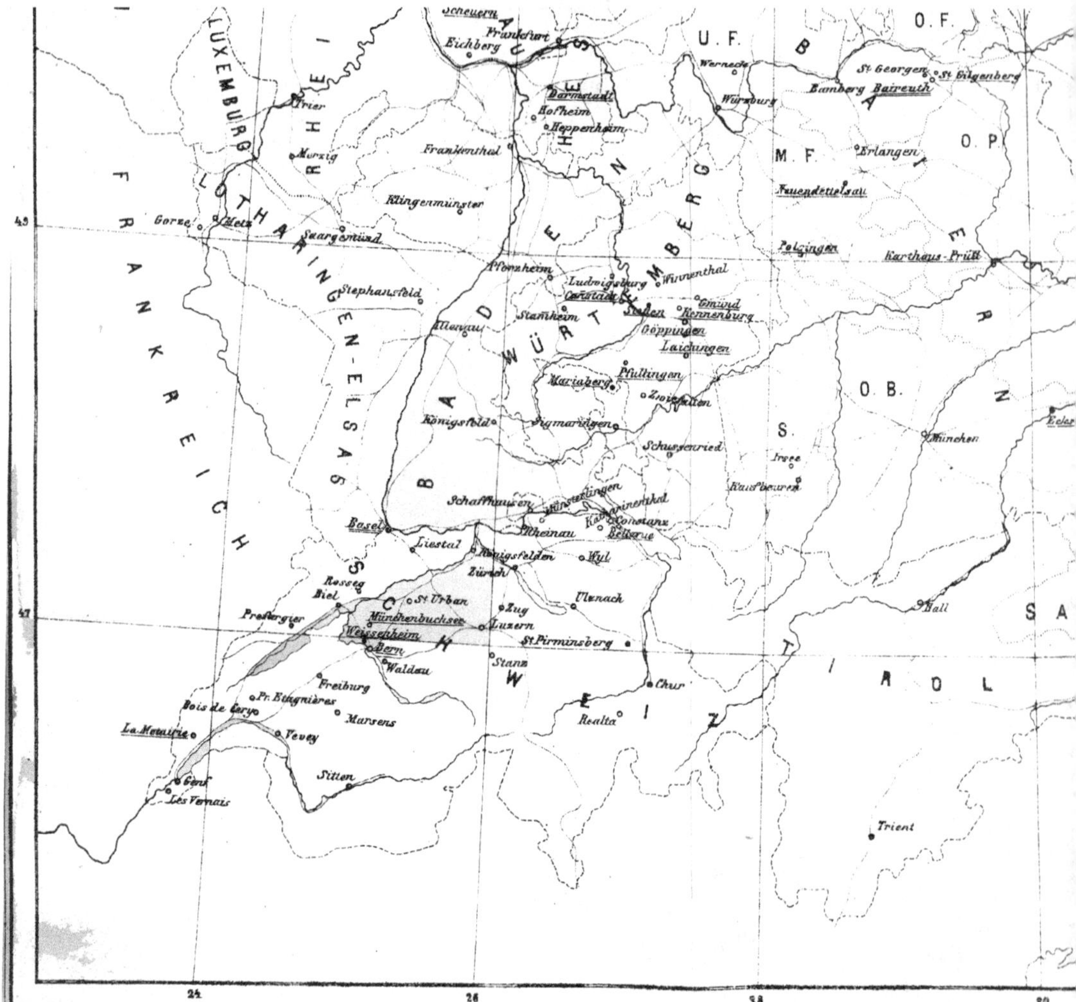
LUXEMBURG
FRANKREICH
LOTHARINGEN-ELSASS
RHEIN
HESSEN
BADEN
WÜRTTEMBERG
BAIERN
SCHWEIZ
TIROL
U. F.
O. F.
M. F.
O. P.
O. B.
S.
Scheuern
Frankfurt
Eichberg
Darmstadt
Hofheim
Heppenheim
Frankenthal
Klingenmünster
Trier
Merzig
Gorze
Metz
Saargemünd
Stephansfeld
Pforzheim
Illenau
Ludwigsburg
Canstatt
Stamheim
Winnenthal
Stetten
Gmünd
Rennenburg
Göppingen
Laichingen
Pfullingen
Mariaberg
Zwiefalten
Königsfeld
Sigmaringen
Schussenried
Irsee
Kaufbeuren
Werneck
Würzburg
St Georgen
St Gilgenberg
Bamberg
Baireuth
Erlangen
Neuendettelsau
Polsingen
Karthaus-Prüll
München
Schaffhausen
Münsterlingen
Katharinenthal
Constanz
Bellevue
Rheinau
Basel
Liestal
Königsfelden
Wyl
Zürich
Rosegg
Biel
St Urban
Zug
Preflergier
Münchenbuchsee
Luzern
Weissenheim
Bern
Waldau
Stanz
St Pirminsberg
Ulznach
Chur
Freiburg
Pr. Etagnières
Bois de Cery
Marsens
La Metairie
Vevey
Realta
Sitten
Genf
Les Vernais
Hall
Trient
48
47
24
26
28
30

Lith. H. Busch.

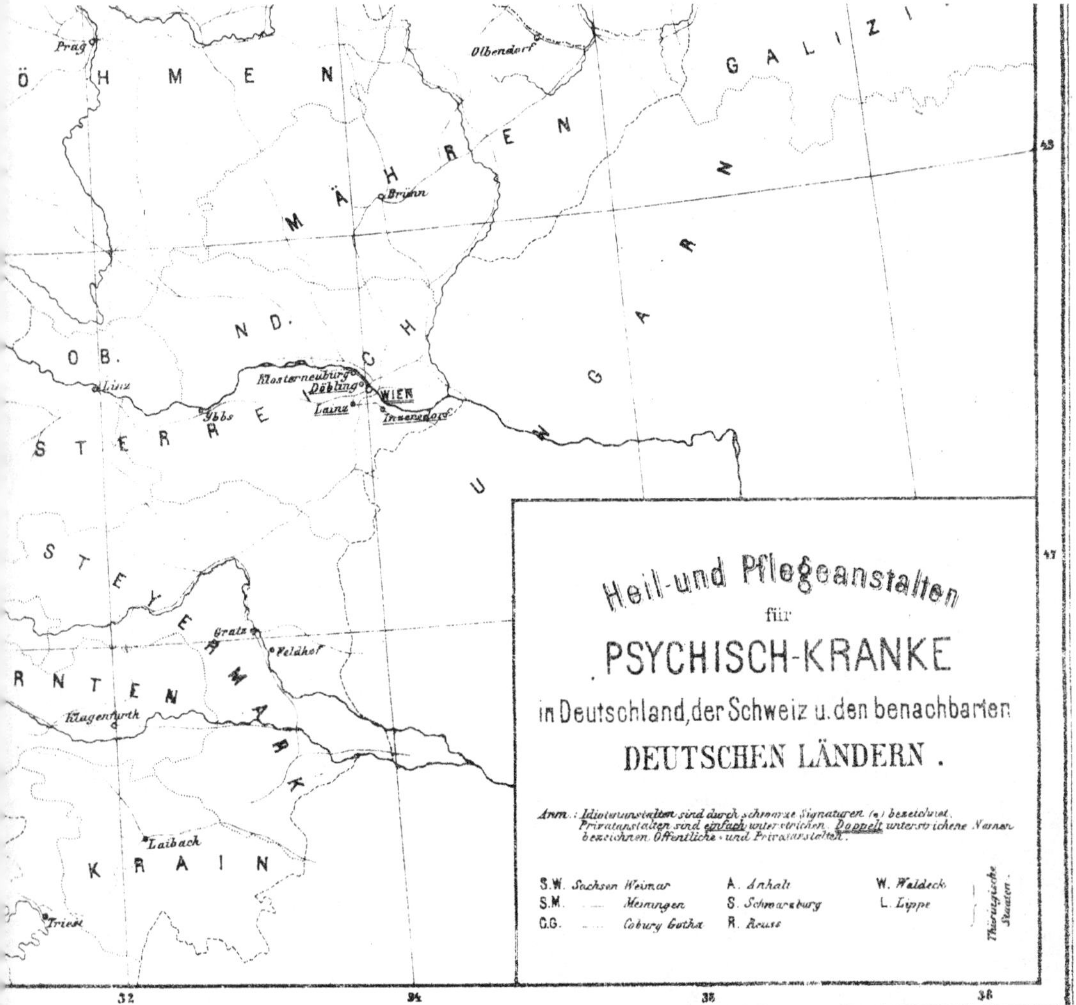
Heil-und Pflegeanstalten
für
PSYCHISCH-KRANKE
in Deutschland, der Schweiz u. den benachbarten
DEUTSCHEN LÄNDERN.
Anm.: Idiotenanstalten sind durch schwarze Signaturen (•) bezeichnet. Privatanstalten sind einfach unterstrichen. Doppelt unterstrichene Namen bezeichnen Öffentliche- und Privatanstalten.
S.W. Sachsen Weimar
S.M. Meiningen
C.G. Coburg Gotha
A. Anhalt
S. Schwarzburg
R. Reuss
W. Waldeck
L. Lippe
Thüringische Staaten.
Prag
Olbendorf
Brünn
Klosterneuburg
Döbling
WIEN
Lainz
Inzersdorf
Linz
Ybbs
Gratz
Feldhof
Klagenfurth
Laibach
Triest
MÄHREN
GALIZI
UNGARN
ND.
OB.
STEYERMARK
KRAIN
32
34
36
38

FSC
www.fsc.org
MIX
Papier | Fördert gute Waldnutzung
FSC® C083411

Zeitfracht Medien GmbH
Ferdinand-Jühlke-Straße 7
99095 Erfurt, Deutschland
produktsicherheit@kolibri360.de